JN088644

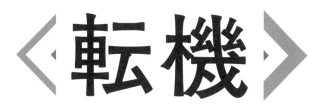

〈転機〉

新任看護部長の1年

SASAKI Nanayo

佐々木菜名代

日本看護協会出版会

推薦のことば

　本書は、大学病院の看護部長に応募し、選ばれ、就任して、その役割を果たすという一連の経験を記述したノンフィクション記録である。本書は以下の点で読者にとって価値がある。

　まず、年功序列的な特徴の日本型雇用とは違う「ジョブ型雇用」が病院幹部の人事にも導入されてきたという点である。ジョブ型雇用とは、会社が職務（ジョブ）と賃金を定めそれに見合う技能をもつ人を雇うということである（伊沢健司，朝日新聞，2022 年 5 月 12 日）。つまり、看護部長という職務を果たすことのできる人材を公募し、審査して採用するというプロセスがどのように行われたのか、さらに新任看護部長はいかにして役割開発を行ったのかが丹念に記述される。志をもつ若き看護師のこれからのキャリア開発の参考になろう。

　二つめは、新任看護部長として、実践において意図して用いられた概念や理論が Column として紹介されている点である。実践と理論のダイナミックな関係がよく理解できる。

　三つめは、看護管理学における移行理論開発への貢献である。メレイスは、「ある人生の段階、状態、社会的地位から別の地位といった移行（transition）は、プロセスや期間、知覚の要素を包含する多重概念である」と定義する（移行理論と看護，Gakken，2019 年）。さらに、移行の重要な特徴の一つは、それが本質的にポジティブだということであり、移行の完了は以前よりも安定した期間に達したことを意味すると述べる。本書はこうした理論構築の一助になるものと考える。

　ノンフィクションライターの沢木耕太郎は「かく」ということにおいて、「無数の事実の断片を収集し、選別し、ひとつながりのものにしていく」というノンフィクションの醍醐味を語っている（Session Ⅳ，岩波書店，2020 年）。筆者の引きしまった文体は読者に心地よいリズム感をもたらし、読者は「新任看護部長の 1 年」のおもしろさに魅了されることであろう。

2023 年 5 月

井部 俊子

聖路加国際大学名誉教授

はじめに

　本書は、公募に応募し、国立大学病院の看護部長になった私が、何を考え、何をしたかという、新任看護部長としての1年間の実践を綴ったものである。

　本書を読み進める前に、「主人公」である私がどのような人物であるのか、どのように看護職として人生を歩んできたのかを、少しご紹介させていただきたい。

　そもそも、私が看護婦を目指し始めたのは、中学生の頃だ。

　立志式（古来の元服にちなみ、数えで15歳になる頃に中学校で行っていた行事）の文集に、「将来の夢」として、「看護婦になって、カンボジアの難民を助けたい」と書いていた。

　教師を志していた時期もあり、養護教諭になるか、看護婦になるか最後まで迷ったが、父の勧めもあり、看護婦を選んだ。

　高校を卒業した後、愛知県立看護短期大学に進学した。短大の先生方からは、表面的な知識や技術だけでなく、「看護の本質」を学んだ。実習でのサポートもとても手厚かった。

　当時としては、大変恵まれた環境の中で、私はのびのびと有意義な学生生活を送っていた。しかし、青春を謳歌するのに一生懸命で、コツコツと真面目に勉強するような学生ではなかった。

　上っ面の要領のよさだけで、学生時代、新人時代を乗り切った。

　新人時代は「学生時代にしっかり勉強した」という自信がなく、「私が真面目に勉強しなかったから知らないだけかもしれない」と、先輩への質問を躊躇することもあった。また、当時は続々と看護系の大学が設立されており、いつか大卒の後輩ができた時に、「短大卒の、しかも、真面目に勉強しなかった私が、偉そうに先輩面ができるのか」と漠然とした不安を感じていた。

　そんな時に、聖路加看護大学（現・聖路加国際大学）に編入学していた宮原晴子さんに、聖路加の刺激的な授業の様子を聞き、すっかり魅了された私

は、聖路加看護大学の３年次に編入学した。

　５年の社会人経験からの学生生活では、学ぶことの意義、楽しさを実感した。そして、大学で学んだ「批判的思考」と「自分の考えを積極的に発言すること」は、その後の私の人生に大きな影響を与えた。

　大学卒業後は、三宿病院に就職した。スタッフとして働き始めて数日後、看護部長の小林由紀子さんから、「主任」になるように言われた。

　小林さんとは、病院見学の際に話をしたぐらいで、面識はなかった。そんな私をなぜ、主任に抜擢したのかは今もわからないが、同じ看護部長の立場になった今、いつか聞いてみたいと思っている。

　内科系病棟で５年の臨床経験しかない私が、新しく就職した病院の外科病棟で主任となり、正直、どうしたらよいのかわからなかった。

　「主任として○○であらねば」という思いだけが先走る中、自分自身がインシデントの当事者になった。大きなショックを受けたが、同時に、「いくら主任らしくあろうと思ったところで、現実の私はこんなものだ」「背伸びしようとしたところで、何も変わるものではない」と、よい意味で開き直ることができた。

　それからは、ひたすら患者さんのことだけを考え、日々の看護に邁進した。主任としての管理的な役割は全く果たせていなかったと思うが、次第に周囲が主任として認めてくれるようになった。「努力すれば認めてもらえる」ということは、とても自信になった。

　当時は現在ほど人員配置も手厚くはなく、志の高い看護師が疲弊していく状況があった。病棟で起こるさまざまなジレンマの中で何も解決できない自分に、無力感と行き詰まりを感じるようになった。問題を解決できる力を身につけたいと思い、聖路加看護大学大学院に進学し、看護管理学を専攻した。

　大学院修了後は、「看護を変えたい」という強い思いから、厚生労働省に入職した。

　そこで気づいたことは、やはり自分には臨床現場の方が合っているという

ことだ。そして、さまざまな現場での先駆的な取り組みが、国の施策につながっていくことも知り、大きなことはできなくても、現場で小さなことをコツコツと変えていく方が性に合っていると思い、臨床に戻ることにした。

　小林さんに「三宿病院に戻りたい」と相談したところ、歓迎の意を表しながらも、「それで、戻ってきて何がしたいの」と尋ねられた。「前と同じでよいとは思っていないわよね」と試されているようで、思わず、「看護師長がしたいです」と言ってしまった。それを聞いた小林さんが、満面の笑みを浮かべながら、大きくうなずいていた姿を今でもよく覚えている。

　三宿病院での看護師長としての３年間では、病棟の再編成や二交代制の導入など、チャレンジの連続だった。当時の三宿病院は、今風に言えば、心理的安全性が担保された職場で、同僚や先輩、看護部長や病院長に対しても、自由に発言できる雰囲気があった。そのような職場で、新任看護師長時代を過ごせたことは、私にとって大きな財産になっていると思う。

　その後、引っ越しを機に、聖マリアンナ医科大学が指定管理者として運営する川崎市立多摩病院に入職した。

　働き始めて４カ月ほど経った頃、看護部長の鈴木まち子さんから、「ある病棟で看護師長をしてくれないか」という話があった。

　採用面接の際に、看護師長の経験があることは伝えていたが、正直とても驚いた。「今後管理職につくことを考えていないわけではないが、院内の人間関係も確立できておらず、組織文化にも馴染んでいない自分が、今この段階で看護師長の職を引き受けるのは時期尚早だと感じるし、その役割を果たす自信がない」と伝えた。

　しかし、鈴木さんから、「組織文化に染まりきっていないあなただからこそ、できることがあると思う」と、熱心に説得され、「なるほど、そういう考え方もあるのか」と納得し、看護師長になることを承諾した。

　私が看護師長として異動した病棟は、さまざまな理由からスタッフのモチベーションが著しく低下しており、「荒れた病棟」と言われていたが、「大変

な病棟に来てしまった」という悲観的な思いはなかった。なぜなら、修士論文で研究対象にしていた病棟と非常に状況が似ていたからだ。

そして私は研究を通して、「荒れた病棟」が、どのように「働きやすい病棟」に変わっていったかを知っていた。そのため、「この病棟も同じように変わることができるはず」と、楽観的な思いさえ抱くことができた。

研究では、現場で実際に起こった変革のプロセスを帰納的に分析していったが、今度は論文で明らかにしたプロセスを演繹的に活用できると考えた。1年余りで、退職者を減らし、病棟のチームワークとスタッフのモチベーションを高めることができた。

研究成果を看護師長としての実践に活用できたという経験は、知識や理論などを臨床に活用することの意義を実感する機会となった。

2年あまりの病棟看護師長としての実践では、次から次にやりたいことが浮かんできて、仲間とそれを実現していくことにやりがいと楽しさを感じていた。自分が目指す病棟の実現には道半ばであったが、またまた、看護部長の鈴木さんに説得され、教育担当の副看護部長になった。

「あるべき論」に陥りやすい私は、副看護部長となり、またもや、「副看護部長としてどうあるべきか」と考え始めていた。副看護部長に必要な「何か」を持たないまま、その職位に就いているような気がしていた。

副看護部長になると、看護部の代表として会に参加したり、他部署、他職種と交渉したりする機会も増える。そのような時に、他職種と対等に渡り合えるような、論理的思考を身につけたいと思い、聖路加看護大学大学院の博士課程への進学を決意した。

博士課程では、修士課程に引き続き、看護管理学教授の井部俊子先生に師事した。井部先生は、常に学生を尊重し、いつも丁寧に私の考えや意見を聞いてくれた。先生の看護部長としての経験も聞きながら、さまざまな議論をすることができた、ゼミや研究指導の時間は、私にとって、とても贅沢で、かけがえのないものだった。

社会人学生としての 3 年間はとても大変だったが、臨床に身をおきながら博士課程で学んだことは、副看護部長として視座を高める機会になった。

　教育担当の副看護部長を 5 年務めた後、医療安全管理室の副室長として医療安全に 4 年間従事した。そして、そこから本書へとストーリーがつながることになる。

　本書は、「看護のアジェンダ：大学院生との四季」（井部俊子，週刊医学界新聞，2017 年 2 月 27 日）から着想を得て、新任看護部長の 1 年間を紹介している。

　執筆に当たり、当時の印象や抱いていた思いなどについて副看護部長に聞いたところ、着任までの出来事も、新任看護部長の 1 年を語る上でなくてはならないものだとわかった。そこで、「第 1 章　看護部長になる」を追加し、第 2 章以降は、それぞれの時期のトピックとともに季節が進んでいく構成とした。

　臨床の看護師が職場を変えることはあっても、看護管理者が、自らチャレンジしたい役割の獲得に向けて、組織を越えて動くことはまだまだ少ないのではないだろうか。

　近年では、看護基礎教育で「看護管理学」を学ぶ学生も増えている。また、大学院や認定看護管理者教育課程の拡充など、臨床の看護職を対象とした看護管理学教育も充実してきた。

　さらに、看護部長の選出を「公募」という方法で行う病院も増えている。

　そのような中、本書を読み、「私にもできそうだ」「私も挑戦してみたい」と思い、チャレンジする看護管理者が増えたらよいと思う。

　また、若い看護職にとって、私が歩んできたような道が今後のキャリアの選択肢の一つになればうれしい。そして、そのような人たちにとって、本書が少しでも参考になり、活用してもらえれば幸いである。

2023 年 5 月

佐々木 菜名代

目次

第 1 章　看護部長になる

第 2 章　新任看護部長の春（4～6 月）

第3章 新任看護部長の夏（7〜9月）

第4章 新任看護部長の秋（10〜12月）

第 5 章　新任看護部長の冬（1 〜 3 月）

■本書の使い方

　本書は筆者の経験をつづったノンフィクションです。物語として楽しんでいただくのはもちろんですが、読者の皆さんが、看護管理に興味を持つきっかけとなったり、管理者としての実践の一助になったりすればとてもうれしく思います。

　以下に、看護管理学習テキスト　第3版（日本看護協会出版会）と本書の内容との関連を示しました。また、巻末には、本書において重要と思われるキーワードを、索引にしています。参考の上、ぜひご活用ください！

第1章

看護部長になる

Ⅰ. 挑戦の始まり

① 挑戦前の私

　看護部長の公募への応募を考え始めた当時、私はある私立医科大学病院の分院の医療安全管理室に医療安全管理者（GRM：General Risk Manager）として勤務しており、看護部内では副部長、医療安全管理室では副室長という職位であった。

　GRMになるまでに4つの病院に勤務し、その間に、スタッフ、主任、看護師長、教育担当副部長をそれぞれ約5年経験した。新たな立場になって3年ほどでひととおりのことを経験し、一人前になれた気がして、5年経つと新たな立場が与えられる……ということを繰り返していたので、GRMになって4年目を迎えて、何となくそわそわし始めていた。

　GRMという立場は、自分が望んで獲得したポジションであり、大変なことも多いがやりがいも感じていた。もちろん、深めようと思えばいくらでも深められる分野なので、長期にわたって医療安全という分野に携わり、深め、極めていくという選択もあると思っていた。

　しかし、私のアイデンティティは、やはり「看護管理者」であること、そしてそれまでの5年周期のキャリアプロセスがあったので、「何か新たなことにチャレンジする時期なのではないか」という漠然とした思いを抱えていた。

　かといって、自分自身で大きな一歩を踏み出すほどの勇気も原動力もなく、それまでのキャリアがそうだったように、「きっと、その時がきたら、何か（誰か）が訪れるのだろう」と思っていた。とはいえ、キャリアのことを考えてそわそわするのは、たまに、そしてほんの一時的なことで、大半は、目の前のことを精一杯こなしながら、信頼できる仲間たちと充実した日々を送る毎日に満足していた。

② 尊敬するＳからのメール

「同期入職」の看護師長として知り合う

2018年9月、1通のメールから私の看護部長職への挑戦は始まった。

以前の職場でともに看護師長として働いたＳからだった。Ｓは態度も語り口も穏やか、上品で物静かな印象の人物であり、私とは「同期入職」という縁で、相談や愚痴を聞いてもらう間柄だった。

Ｓと出会った時、私は修士課程を修了し、1年間の行政職を経て、主任として勤めていた病院に出戻ったところだった。そして、当時の看護部長と元同僚という縁で、他の病院から移ってきたＳと、看護師長として「同期入職」になったのだった。

積年の問題を静かに解決していったＳ

Ｓが看護師長として配属された部署は、長年にわたって勤務している看護師が多く、変化を受け入れようとしない硬直した部署（組織）だった。根拠が存在しないような、もはや理由や意義がわからないことが脈々と受け継がれており、業務の効率化やケアの質向上に向けて何かしようとすると猛反発を受け、何も進まずにいた。

それまでにも何人もの「やり手な」看護師長が組織変革をすべく送り込まれ、「あの看護師長なら、もしかしたら変えられるかも」と期待したこともあったが、成果を上げられずにいた。その上、勤務上さまざまな制約を持つ職員が多く、他部署への異動等で人員を替えることも難しかったため、私も内心「あの部署はずっと変わらない、変えられないんだろうな」と思っていた。

Ｓは、このような組織の中の積年の問題に、決して諦めることなく、粘り強く対峙し、解決に結びつけていった。「ド派手にリーダーシップを発揮し、大鉈を振るう」といったやり方をするのではなく、Ｓはまさに「静

かなリーダー」だった。

バダラッコは静かなリーダーを「忍耐強くて慎重で、段階を経て行動する人、犠牲を出さずに、自分の組織、周りの人々、自分自身にとって正しいと思われることを、目立たずに実践している人」と定義している[1]が、Sの実践はまさにこの定義にぴったりだった。その様子を間近で見ていた新人看護師長の私は、複雑に絡み合っていた糸が少しずつほどけていく様子を目の当たりにして、問題解決の神髄を見ているような気持ちになった。柔軟な発想でさまざまなアイディアを繰り出すSに、私はいつも「すごい！」と心の底から感嘆していた。

そんな、最上級に尊敬するSからのメールに、心が躍った。なんやかんやで、最後に会ってから10年近く経っていたかもしれない。

メールの用件は、「浜松医科大学医学部附属病院（以下、浜松医大病院）の看護部長職に興味はあるか」ということだった。Sの古い知り合いの関係者Mから、「看護部長に適任な者はいないか」との問い合わせがあり、私を推薦したようだ。少しでも興味があるならMから連絡が入るよう手筈を整えるとあった。

まさに青天の霹靂、雷に打たれるくらい驚いたが、熟慮の上、新たな道に歩み出す決意をした。熟慮はしたが、結論を出すまでにそんなに時間はかからなかった。目に見えないいくつかの力が、私の思考を「決断」へと後押ししてくれたからだ。

当時はSが私を推薦したことをとても意外に思った。Sと同じ職場で働いたのは、新任看護師長時代の数年間であり、「看護部長にふさわしい」という印象を持ってもらえるような出来事は全く思い当たらなかったからだ。

Sが私を推薦した理由

看護部長になってから、この当時のいきさつと、私を推薦した理由を直接聞いてみたことがある。Sは次のような話をしてくれた。

2018年9月初旬、Sは前述のMと日本橋三越新館9階のグリル満点星で会食をした。その時、Mに「浜松医大病院の看護部長を探していて、自分も心当たりが全くないわけではないが、院長が『あっ！』と驚くような素晴らしい人材を探したい。そういう人を知らないか」と聞かれた。Sは、「そんな素晴らしい人がすぐ見つかるわけない」と思ったが、妥協せずに最高の人材を迎えたい、というMの熱意がひしひしと伝わってきた。かつて同じ職場で働いていた私のことが思い浮かび、

　　○臨床経験、看護師長経験が豊富で能力が非常に高い
　　○聖路加の大学院で看護管理を専攻している
　　○厚労省をはじめ多様な経験がある
　　○明るい人柄で、ウラオモテがなく信頼できる

といった（私の）プロフィールを伝えると、Mがすぐ乗り気になったのがわかった。

　Sは「看護部長になる人は、臨床のことに精通していて、科学的な思考でマネジメントでき、この人についていこうという気になれる人がいい」と思っていたそうで、その価値観は私が目指す看護管理者像と一致していた。

　Mは私同様、Sのことをとても信頼し、尊敬していたことから、「Sがそう言うのであれば間違いない」と、私に関心を持ったそうだ。そして、私へ届いたメールへとつながったのだった。

　Sにメールを返信する際、「どうして私を推薦してくれたのですか」と尋ねたのに対し、次のようなコメントも添えてくれた。

佐々木さんとご一緒した経験の中で、具体的に感じたことは、

　　○困っている時に助けてくれる。急患の入院先で、他の病棟の看護師長から軒並み断られる中、やりくりして受けてもらえたことが何度もありました。
　　○看護師長会議で、前例重視に流されそうになる中、合理的な代替案

を提案していました。私は前職の病院でも大勢の看護師長を見てきましたが、みんなをうならせる代替案を提案できるのは、佐々木さんだけでした。

○医師にきちんと看護の立場からの意見を言っていて、結果的に医師の信頼を得ていたと思います。言いっぱなしでなく、押引き、貸し借りを上手に使っていましたね。チームで仕事する上では、そういう協調性は大事ですね。

それもこれも看護の本質を常に考え、ご自身なりに実現しようという静かな闘志を感じていましたよ。

　自分では「そんなふうにしていたかな？」とあまり記憶に残っていないことも多く、時を越えて先輩からもらったポジティブ・フィードバックはとてもうれしいものだった。看護部長への公募の話をＳからもらったという事実は、私を挑戦へと一歩踏み出させる大きな要因となったことは間違いない。

③　挑戦への決断を後押ししたもの

恩師の言葉「トップからの景色」の意味

　挑戦へ一歩踏み出そうとする私の背中を押した最も大きな力は、大学院での指導教授である恩師Ｉの言葉だ。

　それまでにも何度か、「トップからしか見えない景色があるから、いつか見てみたらよいと思う」と言われたことがあった。

　しかし私には「トップに上り詰めたい」という上昇志向は全くなかったし、トップの重責に耐えられる自信もなかった。そして何より、「参謀」的な役割が好きで、自分に向いているのではないかと思っていた。

　Ｉに言われた「トップからの景色」という言葉には、「高いところから見える見晴らしのよい景色」というイメージがあり、内心、「いえいえ、

私はそのような景色が拝めるような器ではございません」と思っていた。

しかし、看護管理者としての経験を重ねる中で、「トップからの景色」は、トップにしかわからない孤独や苦悩、重圧といった境地のことを意味していると感じるようになった。そしていつしか、その言葉が私の中に染み渡り、看護管理学を修めた者として、自らのキャリアにおいて、「いつか」はトップと呼ばれる立場を経験しなければいけないという使命感や覚悟のようなものが芽生えた。とはいえ、それがいつになるのか、具体的なイメージは持っていなかった。

機が熟した時に訪れた不思議な縁

「未来を見て、点を結ぶことはできない。過去を振り返って点を結ぶだけだ。だから、いつかどうにかして点は結ばれると信じなければならない」、これはスティーブ・ジョブズが遺した言葉だ。

私自身のキャリアを振り返ってみても、将来を計画し、線を描きながら進めたことはなく、さまざまな経験という点が縁という線でつながっていると感じている。そのようなことから、機が熟した時に、「いつか」は訪れるのであろうと、目の前のことに精一杯取り組む日々を送っていた。その「いつか」の訪れを、Sから告げられたという不思議な縁も、私を大きく後押ししてくれた。

Sと働いていたころの私は新任の看護師長だったので、まさか看護部長に推薦されるとは思ってもおらず、「尊敬するSに看護部長にふさわしい人物と評価された」という事実だけで、心の底からうれしさがこみ上げてきて、テンションもモチベーションも急上昇した。

馴染みのある土地でのやりがいがある仕事

もう一つ、私の背中を押したのは、病院が浜松市にあることだ。

浜松から電車で1時間ほどの愛知県岡崎市の実家には、当時母親が1人で暮らしていた。高齢の母のことは常に案じており、実家に近い土地でやりがいのあるポジションを得られることは大きな魅力だった。

また、浜松市に住んだことはなかったが、幼少期からたびたび訪れている馴染み深い土地だ。岡崎とよく似た方言を使うなど、近い文化を持つ印象もあり、故郷に帰るような気持ちにもなれていた。

　浜松とは全く無縁のSが、私に馴染みのある浜松の病院の話を持ってきたという偶然に運命的な縁を感じた。その思いが大きな原動力になったことも間違いない。

　今思えば、副看護部長としての9年の経験を経て、機が熟していたからこそ、そのような思いに至ったのかもしれない。

ホームページから感じた院長の第一印象

　また、看護部長への応募を決断するに当たっては、僭越ながら、浜松医大病院が応募に値する組織かどうか、自分なりに吟味した。その際に大きなウエイトを占めたのは、上司であり、最も深く関わることになる病院のトップの病院長の存在だった。

　専制型、民主型、放任型、どのようなタイプでも、相手の特性を踏まえて対応するつもりだったが、願わくば、対等な立場で意見を言うことに違和感を覚えず、仕事上のよき「相棒」になれるような病院長だとよいなと思っていた。

　情報収集は専らホームページなどのネット情報を活用した。ホームページに掲載された写真から感じた病院長Kの第一印象はとてもよかった。柔和で温厚、じっくり話ができそうなイメージがあった。「病院長挨拶」の中にも、看護職のことや働き方について、またサービスの視点も盛り込まれており、気取っていない文章からその人柄も伝わってきた。よき「相棒」を目指して、いっしょに働いてみたいと思えた。

2. 選ばれる

① 応募書類の提出

　Sからのメールが届いたのは、2018年9月18日のことだった。話を聞くつもりがあることを返信すると、その日のうちに関係者Mからメールが届いた。そして9月28日に浜松でMに会うことになった。

　来院者に紛れる形で病院の中を案内してもらった後、浜松駅前の店でうな重を食べながら話をした。話の詳細は覚えていないが、看護職としての信念、看護部はどうあるべきか、どのような人材を育てたいかなど、さまざまな話をしながら意気投合し、とても盛り上がったことを覚えている。実際に見て、感じた病院の印象、そして、Mから聞いた大学や病院の情報から、「働いてみたい」という気持ちが芽生えた。

　看護部長に応募することを決断し、情報を得ようと病院のホームページ経由で検索をかけていくと、看護職員募集に関する「看護部長【常勤】募集」というページにたどりついた。

　応募の締め切りは2018年11月末だったので、当初は書類作成のための時間は十分あるように思えた。しかし、国立大学病院の看護部長にふさわしいレベルであり、かつ理想論や机上の空論ではなく、なおかつこれまでの経験を反映させた内容にしなければ……と思うと、何度も何度も練り直しをすることとなり、想像以上に時間を要した。結局、書類が提出できたのは、11月中旬だった。

　応募書類の一つに「推薦書」があり、大学院の恩師Iと当時勤務していた病院の看護部長Sに依頼したところ、2人とも快諾してくれた。

　看護部長Sは、実践家としても教育者としても看護管理に造詣が深い人物だったので、私の挑戦を肯定的に捉え、応援してくれた。私の挑戦がうまくいけば、年度末の時期に人事に影響が及び、多大なる迷惑をか

けることはよくわかっていたので、看護部長が挑戦を後押ししてくれたことは大変心強かった。

12月の中旬になると、2019年1月18日に面接および公開セミナーによる選考が行われると連絡があった。

② 公開セミナー

「セミナー」の意味

1月18日の選考では、まず選考委員会による30分間の面接を受けた。その後、「公開セミナー」が開催された。

当初は「セミナー」という意味合いがよく理解できず、担当者に聞いてみたところ、「セミナー」とは、抱負を述べるだけの「プレゼンテーション」とは異なり、研究成果等をテーマに講義を行い、候補者がその役職にふさわしい実績があることを知らしめる機会だとわかった。

アカデミックな実践家であることをアピール

選考委員のほとんどが医師で、看護職はいないということを踏まえると、看護部長に選ばれるには、アカデミックな側面をアピールすることがKeyであると考えられた。

一方で、「公開セミナー」は文字どおり、広く公開され、大学、病院の職員であれば誰でも聴講できた。

私のセミナーには、看護部長、副看護部長、看護師長、スタッフなどの看護職、選考委員以外の医師、大学の看護教員などが聞きに来てくれた。私を知ってもらうよい機会であり、看護部長に就任したと想定して、このセミナーでは、「臨床での実践で何をしてきたか」「看護部長として何をしようとしているか」をアピールしたいと考えた。

セミナーのタイトルは、「これまでの経験と研究成果を活かした看護部長としての抱負」とした。20分の講義の中で、主に二つの戦略を考えた。

一つめは、研究成果を話すことで、選考委員に研究者としてのアカデミックな側面をアピールすることである。しかし、学会発表のように学術的な、堅苦しい発表にしてしまうと、看護研究に馴染みがない選考委員には理解が難しくなってしまう。さらに、最も話を聞いてほしい看護職の聴衆にも、「臨床家ではないのか」という印象を与えてしまい、距離を感じて、私に興味を持ってもらえなくなってしまう心配もあった。そこで、研究という枠は維持しつつ、取り上げる部分は臨床の看護師に興味を持ってもらえそうなものにした。臨床に根差した研究を行い、研究成果を自らの実践に活用してきたことを、わかりやすい言葉で伝えることを心がけた。

皆と協力してやっていきたいとアピール

　二つめの戦略は、「組織を自分の思いどおりにしようとしているのではなく、皆と協力して看護部長としてやっていきたい」とアピールすることだった。そして、「組織の伝統を重んじつつ、新しい風を吹かせることにより、病院をさらに発展させていきたいと考えている」ことを、病院の基本方針に沿って、述べていくことにした。

　病院のホームページで確認した理念と基本方針は以下である。

理念
　患者さんの人権を尊重し、地域の中核病院として安全で良質な医療を提供する。
　さらに、大学病院として高度な医療を追求しつつ優れた医療人を育成する。

基本方針
1. 患者さんの意思を尊重した安心・安全な医療の提供
2. 社会・地域医療への貢献
3. 良質な医療人の育成

4．高度な医療の追求

5．健全な病院運営の確立

　まず、「安心・安全な医療の提供を基本方針に掲げる病院はたくさんあるが、『患者さんの意思を尊重した』ということが、大変素晴らしく、共感できる」と、率直な感想を述べた。次に5つの基本方針に関連して、看護部長として何を考え、何をしようと思っているかを順に説明した。そして、「セミナー」の最後は、次のような言葉で締めた。

　私は、看護を学ぶ学生や病院で働く看護職が、自分の人生に目標と夢を持って歩み続けることができるよう、さまざまな環境を整えていくことが看護部長として果たすべき重要な役割であると考えています。そして、この病院の理念の実現に向けて、看護部という組織をマネジメントしていきたいと思います。

　浜松医科大学のこれまでの伝統を大切にし、職員の皆さんが行ってきた活動をさらに発展させるために、私の学びや経験を、どう活用できるのかということを考えながら、職員がいきいきと働き、地域に貢献できる病院、看護部を皆さんと協力しながらつくっていきたいと考えています。

発表時間の厳守

　「セミナー」では、前述の二つの戦略とともに、厳守しようと決めていたことがあった。それは、発表時間だ。20分という時間を最大限有効に使い、絶対に延長しない……。とはいえ、時間を意識しすぎて、早口になっては内容も熱意も伝わらない。ゆっくりと、語りかけるような雰囲気にするためにも、内容を詰め込みすぎないようにした。

　大まかな時間を測る目的と、緊張で頭が真っ白になってしまった時のために、原稿は作成した。しかし、原稿には時々目をやるくらいに仕上げたかったため、事前練習は十分に行った。

当日、浜松に向かう新幹線の車中でも練習を行った。気分を盛り上げるため、奮発してグリーン車に乗った。乗客がほとんどいないグリーン車はまるでオフィスにいるような気分で、集中できたことを覚えている。車窓から富士山がとてもきれいに見えて、「富士山も応援してくれている。いけるかもしれない」と奮い立った。練習の甲斐あって、時間どおり、思いどおりの「セミナー」にすることができた。

話し終わると、質疑応答の時間になり、まず、選考委員ではない医師から、「チーム医療をどのように考えているか」という趣旨の質問があった。

医師が看護部長の選考に関心を持つことが当たり前な文化がある組織なのかと思うと、わくわくしてきた。続いて、看護教員、そして看護職員からも質問があった。

私の「セミナー」に対して、直接的な評価をしてくれた人はいなかったが、質問が出たことで、「言いたいことは伝わった（であろう）」という手ごたえを得ることができた。

病院、そして看護部のことを知る上でも、対立候補のセミナーを聴講したいと思っていたが、会場への出入り、そして控室の管理は厳重に行われ、もう一人の候補者とは一度も顔を合わせることはなかった。

次期看護部長は私に

セミナー終了後には、再び控室に案内され、そこでしばらく待つように伝えられた。約2時間後、選考委員長である病院長が、次期看護部長が私に決まったことを伝えに来てくれた。

まさか当日に結果が聞けるとは思っておらず、まずはとても驚いた。「看護部長になる」ことが現実になり、「できるだろうか」「大丈夫だろうか」という不安もじわじわとこみあげてきたが、その時は、うれしさと達成感の方が勝っていた。武者震いをしながら、帰路についた。

厳密にはこの時点では私を「看護部長最終候補者として学長に推薦する」ことが決定しただけだった。

　その後、学長の承認を経て、2019年1月末に1月24日付の内定通知が届いた。当時はこの選考プロセスがよくわかっておらず、選考会後のやりとりは、全て口頭で行われていたので、内定通知を手にした際に改めて、4月から看護部長となることが紛れもない現実であることが実感でき、安心したのを覚えている。

1　公募による看護部長選考のプロセス

　看護部長の選考に当たっては、「看護部長候補者選考等委員会（以下、委員会）」が立ち上げられた。看護部長人事の最終承認は学長が行うため、この委員会の役割は看護部長候補者を学長へ推薦することだ。

　委員会は、病院長、副病院長3人、運営企画室会議から選出された医師（教授）2人、事務局次長（病院担当）の7人で構成されていた。

　第1回委員会は10月初旬に開催され、選考方針、日程等が話し合われた。その後、関連団体等への文書の発出、ホームページへ要項が掲載され、公募が開始された。応募期間終了後の12月初旬に2回目の委員会が開催され、応募者2人に対し面接および公開セミナーを実施することが決定された。

　面接および公開セミナーは2019年1月18日に実施され、終了後に3回目の委員会が開催された。

　意見交換、審議、そして投票を行った結果、議長を除く出席者の過半数の得票を得て最終候補者が決定した。

　続いて、議長（病院長）によって看護部長就任の意思確認が行われ、看護部長最終候補者を学長へ推薦することが決まった。学長の承認を受けた後、1月24日付で内定通知が私の手もとに届いた。

③ 引き継ぎ、そして看護師長会議での挨拶

　看護部長への就任が決まってから、着任までの準備期間は2ヵ月あまりだった。現看護部長から連絡を受け、3月上旬に引き継ぎのために病院を訪れた。

　浜松医大病院の看護部は外来棟の4階にある。正面玄関を入り、エレベーターを探し当てて中に乗り込むと、人混みの中から「佐々木さん！」と声をかける人がいた。選考委員の一人である病院担当事務次長Yだった。名前と顔を覚えていて、そして何より笑顔で話しかけてくれたことがうれしかった。私が赴任することを歓迎してくれているように思えて、「一人乗り込んでいく」という緊張感で肩に入っていた力が緩んだ気がした。

　いちばん最初の引き継ぎは、看護部および看護部長名義の銀行口座の名義変更だった。地元の信用金庫の職員が待ち構えており、言われるがまま、粛々と書類にサインをしていった。

　その次が、看護職員募集のためのパンフレットに掲載する写真の撮影だ。事前に、「それらしい服装を」と連絡をもらっていたが、洋服を新調する時間がなく、手持ちの中でいちばん「看護部長らしく」見える（と思った）服装で臨んだ撮影は「看護部長らしい」表情をつくるのが難しく、予定より時間がかかってしまった。

　その後、現看護部長から、年間スケジュールや業務、各種手続き、会議などについて申し送りを受けた。これらは15時からの看護師長会議までに終わらせる必要があったが、こちらも思ったより時間がかかり、昼食時も弁当を食べながらの申し送りになってしまった。昼食は副看護部長との顔合わせを兼ねたランチミーティングを予定していたらしいが、残念ながら副看護部長との顔合わせは持ち越しになってしまった。

　何とか15時までに申し送りを終え、会議室に向かった。

そこには 30 人あまりの看護師長がコの字に座っていた。興味津々に私を見る人、疑わしげなまなざしで見つめる人、なぜか満面の笑みを投げかける人など、さまざまな反応があった。

　まずは現看護部長から紹介があり、短い挨拶をした。公開セミナーで述べたように、「浜松医大病院のこれまでの伝統を大切にし、職員の皆さんが行ってきた活動をさらに発展させるために、私の学びや経験を、どう活用できるのかを考えながら、皆さんと協力してやっていきたい」と話した。そして、「看護部長の職責を果たせるよう精一杯努力するが、新任看護部長である私を育てるのは皆さんでもあるので、私を育ててほしい。皆さんと一緒に成長していきたい」と伝えた。

　外部から看護部長を迎える看護師長の気持ちを考えると、「今まで自分たちが築き上げてきたものを壊されるのではないか、自らの立場が脅かされるのではないか」と不安になっているかもしれない。私は何かを壊しに来た敵ではなく、「この人となら、一緒にやってもいいな」という気持ちになってもらいたかった。また、看護管理を実践する上での私のスタンスを少しでも見せられればいいなと思った。

　そして、すぐれたリーダーとしての看護管理者をつくるのは、すぐれたフォロワーとしての部下たちであること、フォロワーがリーダーをつくり、リーダーがフォロワーをつくるという私のモットーを伝えたかった。どの看護師長も真剣に私の話を聞いてくれていた。しかし、私にどのような印象を持ったのか、　そして、私の真意が伝わったのかを確認するすべはなく、「伝わったであろう」と信じてその場を後にした。

４　病院長の期待と配慮

　前述したとおり、看護部長の選考に当たっては、選考委員会が立ち上がり、当時の病院長 K が委員長を務めていた。

　もちろん、選考は委員長の独断で進められるものではなく、委員の総

意で行われるものだが、委員長（病院長）が外部から看護部長を迎えることに肯定的であり、その先に起こることに責任を持ち、つき合っていくという覚悟がない限り、実現し得ないことだと私は思っている。

選考時の看護部の運営について特段大きな問題があったわけではなく、また次期看護部長候補であった現役副看護部長も、院内から信頼を得ている人物だった。選考で評価を行うとはいえ、「どこの馬の骨かわからない人物を外から迎えて、争いごとの火種をつくるよりは、現状維持でよいではないか」という病院長がまだまだ世の中には多いのではないだろうか。

私が病院長の立場でも、よほど大きな原動力がない限り、後々自分がゴタゴタに巻き込まれることを嫌って、リスクを取らない道を選んでいたかもしれない。逆に言えば、病院長自らが、外部から看護部長を迎える「リスク」を負ったということは、看護部という組織がさらに発展することを信じ、チャレンジする覚悟と期待の表れではないかと思った。

私が次期看護部長に決まり、病院長から伝えられた期待は、「看護部の存在感をもっと院内外に示してほしい」ということだった。ゆくゆくは、浜松医大病院看護部の認知度を全国的に高めることが期待されているのだと感じた。そして、もう一つ、折に触れて「人間関係は良好にしてほしい。仲よくやってほしい」と言われた。

病院長は言葉だけでなく、きっかけをつくってくれた。看護師長会議での挨拶から着任までのある日、病院長が、現看護部長そして4人の副看護部長とのお茶会を企画してくれた。

私と病院長を加えた7人が病院長室に集い、1時間ほど歓談した。病院長が差し入れてくれた地元の有名店のケーキと、お茶を楽しみながら、和気あいあいとした雰囲気の中で、お互いを知る機会となった。たわいもない話をする中で、「仲よく」やっていけそうな副看護部長ばかりだと感じてほっとした。

そして何より、外部から公募で迎える看護部長には成果を出すことしか求められていないのではないかと思っていたが、病院長がそのプロセスも気にかけ、人間関係の構築に配慮してくれていることをとてもありがたく思った。安堵したと言ってもいいかもしれない。新しい組織に一人乗り込んでいくという緊張感と不安が和らぎ、4月から始まる新天地での生活への期待が大きく膨らんだ。

【引用文献】
1）ジョセフ.L.バダラッコ著, 高木晴夫監修：静かなリーダーシップ, 翔泳社, 2002.

2　プランドハップンスタンス理論
　（Planned Happenstance Theory）

　友人の O に、看護部長になることを報告する際に、「私のキャリアは運と偶然と縁で成り立っている」と話したところ、ある理論について教えてくれた。2000 年ごろから日本のキャリア心理学領域で社会的な注目を集めた、プランドハップンスタンス理論（Planned Happenstance Theory）だ。

　この理論では、人が進路選択を行う際、偶然の出来事が重要な役割を果たすということを前提としている。偶然の出来事によって、本人も自覚していなかった新しい分野に対する興味が喚起され、新しい事柄を学習する機会が得られる。したがって、新たな発見が得られるような出来事に遭遇する機会を増やすようにし、偶然の出来事をうまく自分のキャリア形成に取り込むことが重要であるとする考え方だ[1]。

　この理論を通して自らのキャリアを振り返ると、運のよさだけでよい方向に流されていたわけではなく、私自身の行動が想定外の出来事を引き起こし、それらの出来事を自分にプラスになるように役立たせてきたのだと思えるようになった。自らの決断でキャリアを切り開いてきたのだと……。

　偶然の出来事を自分のキャリア形成に取り込むための重要なスキルとされる、「好奇心（curiosity）」「粘り強さ（persistence）」「柔軟さ（flexibility）」「楽観性（optimism）」「リスクテイキング（risk taking）」[1] は、看護部長としての私のキャリアにおいても Key になるだろう。

【引用文献】
1）下村英雄，菰田孝行：キャリア心理学における偶発理論——運が人生に与える影響をどのように考えるか——．心理学評論，50（4），384 –401，2007.
【参考文献】
・J. D. クランボルツ，A. S. レヴィン／花田光世他訳：その幸運は偶然ではないんです！，ダイヤモンド社，2005.

第2章

新任看護部長の春（4〜6月）

Ⅰ．就任初日から１ヵ月

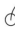

1 徹夜になった残務整理

　2019年4月1日の月曜日、私は看護部長に着任することになっていた。

　川崎市から浜松市への引っ越しは、勤続10年のリフレッシュ休暇を活用して3月22日から26日に行い、最終日の29日の金曜日までの3日間は川崎市内のホテルから出勤した。

　29日は仕事を終えてから、新幹線で浜松に行く予定にしていたが、結局、細々した残務に思いのほか時間がかかり、私の職場であった医療安全管理室で夜を明かすことになった。

　この日は、さまざまな人が医療安全管理室にやってきて、挨拶をしたり、プレゼントをくださったりした。中には、「大したことをしていないのに、ここまでしてもらって申し訳ない」と思う人もいたが、別れを惜しむ気持ちや感謝の気持ちをいただいたことで、少なからず、この職場で意義ある仕事ができていたのだと自負することができた。

　挨拶に来た人の中にMがいた。Mは医療安全の委員会を担当する副看護師長で、委員会の運営や研修の企画などをともに行っていた。

　日勤前に医療安全管理室にやってきたMは「お世話になりました」と言って、手づくりのおにぎりを2個差し出した。その時は、「なぜ、おにぎりを!?」と思い、Mのユニークで楽しい人柄を表しているようだと大笑いしたが、後にそのおにぎりは私の夕食になった。職場に泊まる気はさらさらなく、終電ギリギリで帰るつもりでいたので、夕食の調達はしておらず、まさに「命のおにぎり」となった。

　「もしや、Mはこの状況を予測していたのか。Mならあり得るかも……」と、Mとのこれまでの関わりに思いを馳せながら、ありがたくおにぎり

をいただいた。

　午前3時ごろ、全ての業務を終え、医療安全管理室で仮眠をとってから、朝いちばん……ではなかったかもしれないが、早朝の新幹線で浜松に向かった。

②　初出勤に向けたリハーサル

　2日間の週末をはさんだことで、新たな役職に向けて気持ちの切り替えができた。着任前日の3月31日の日曜日には、「その日」に向けて、住み始めたばかりの自宅から職場まで車を走らせてみた。ペーパードライバーだった私には、無事に職場にたどり着くこと自体が大きなミッションだった。

　また、初出勤が月曜日であることは、「新たな始まり」として、とても区切りがよかったが、一方で「4月1日が週の半ばなら、すぐ週末になるのに……」とも思っていた。そんな気持ちを抑えつつ、長い1週間の始まりに一人気合いを入れた。

③　看護部長としての初仕事

　4月1日は、出勤すると、病院長から「看護部看護部長に採用する。副病院長（患者サービス担当）を命ずる」と書かれた「人事異動通知書」を受け取った。看護部長としての任期は4年、副病院長としての任期は2年だった。

　看護部長として最初の仕事は、看護部の新入職者103人への挨拶だった。

　初対面の新入職者に向けて、看護部長として何を言うべきであろうか……そもそも、この挨拶はどのくらいの長さが適切なのか……長すぎる挨拶は嫌がられるだろうし、かといって短すぎてはがっかりさせてしまう……せっかくだから、新人看護師の記憶に残るような一言が言えたら

いいな……と、前日まで思いを巡らせていたが、最終的には、美辞麗句を並べ立てるのではなく、当日の自分の気持ちを正直に話そうと思い、事前に原稿をつくることをやめた。

　新入職者にはまず、歓迎の気持ちを伝えたいと思った。胸を張り、足を踏ん張って、ゆっくりと会場全体を見渡しながら、「ご入職おめでとうございます。皆さん、浜松医科大学医学部附属病院にようこそいらっしゃいました！」と力強く言った。病院名をどこで略したらよいのかわからず、噛まないように必死なことがバレないように、にっこり微笑んだ。本心では「私も右も左もわからない今日が初日の新人です」という気持ちだったが、看護部長として挨拶をする以上、信頼できそうな人物だという印象は持ってほしかった。

　メモは読まず、あくまで看護部の代表として、聴衆の目を見て語りかけることを心がけた。とはいえ、背伸びをしすぎては、口先だけの薄っぺらな話になると思い、その時自分が感じていた正直な気持ちも話した。

　私は昭和63（1988）年4月に看護職として歩み始めた。思えば、私たちの学年は、昭和最後の看護婦免許取得者である。そして、年が明けた1月8日、元号が平成に変わった。看護部長就任に至る道筋では、さまざまな縁を感じていたが、新たなスタートを切る年に元号が変わることになったこともその一つだった。

　私は、以下のようなメッセージを伝え、挨拶を締めくくった。

　「私が新人看護師だった当時は、『看護婦』と呼ばれていましたが、その年に時代は昭和から平成に変わりました。時代が平成から令和に変わる年に、看護部長として新たに歩み始めたことには不思議な縁を感じています。また、新たな時代にともに「新人」として歩み始めた新入職の皆さん方とも不思議な縁を感じています。そして、このような年に「新人」として歩み始めたことについて、時代が後押ししてくれているような前向きな気持ちになっています。」

④ オリエンテーションの口火を切る

入職2日目からは、新入職者のオリエンテーションが始まる。看護部長は、トップバッターとしてオリエンテーションの口火を切る。

前年の看護部長の講義資料を見ると、大学、病院、看護部の組織について、看護部の教育体制やキャリア支援について、社会人としてのあるべき姿などについて話をしていた。これまで勤務した病院でも同じような講義をしており、看護部長のオリエンテーションとしては定番なのだと思った。

前職で教育担当副部長をしていた時には、オリエンテーションの企画・運営を行っていたが、「看護部長がどのようなプレゼンテーションをすべきか」という視点はなかったことに改めて気づかされた。

とりあえず、定番をなぞり、前任者の資料を使って同じ内容を話すことも考えたが、自分がまだ把握していないことを読み上げるだけのプレゼンテーションではなく、自分の伝えたいことを自分の言葉で話すことにした。

私の看護部長としての抱負も述べることで方向性を示しつつ、お互い「新人」としていっしょに歩んでいこうという思いを込めた。新元号が「令和」になると発表された翌日だったので、「令和時代の看護職として」という副題をつけた。

スライドの枚数は少なめにして、語りかけるプレゼンテーションになるよう心がけた。そして、プレゼンテーションの最後は、「浜松医科大学の職員として、看護職として、新しい時代を切り拓いていきましょう」というスライドで締めくくった。

内容はともかく、私の熱意を伝えること、そして、少なくとも印象に残るプレゼンテーションができたのではないかと思っている。

⑤ あっという間の1ヵ月

それ以降も、看護部の「顔」としての仕事が目白押しだった。着任3日目は、リクルート活動の一環で、浜松医科大学医学部看護学科に出向いた。差し入れのサンドイッチを持参し、昼休みに看護部からのアピールを学生に聞いてもらう機会だった。

看護学科から附属病院への就職者が少なかった時期があり、このような取り組みを始めたとのことだった。

何人かのスタッフが同行していたので、看護部の魅力を語ることは後に続く人に任せ、私は冒頭に簡単な挨拶をした。

「皆さんに今手渡したパンフレットに載っている写真を撮られることが、私の看護部長としての最初の仕事でした」「外からの人を温かく迎える組織文化があり、それは私にとってとてもありがたく、そして、看護部の大きな魅力だと思っています」「これから看護部長として、これまでの伝統を大切にしつつも、新しい風を吹かせたいと思っています」と、その時の率直な気持ちを伝えた。

さらに、初週は、院内では看護部管理室のミーティングや執行部会議などがあり、院外でも近隣の看護専門学校の入学式などさまざまな行事があった。

どこにどのように行けばよいのか、何を着て行けばよいのか、どのように振る舞えばよいのかなど、初めてで勝手がわからないことが続いた。周囲の人に聞きつつ、周囲の人の振る舞いを真似しつつ、「看護部長らしさ」だけは意識しながら、一つひとつこなしていった。

週末にもインターンシップや地区の会合があり、時間どおりに日々のスケジュールをこなすことに必死になっている間に、就任1ヵ月は過ぎていった。文字どおり「あっという間」だった。

2. 所信表明

1 覚悟を決める

「看護部長になったら、できるだけ早い時期にスタッフに直接所信表明を伝える機会を持つとよい」。

看護部長への就任が決まり、最初にもらった恩師Iからの助言である。Iは、看護部長の大先輩でもある。

Iの助言を受けて着任早々に「所信表明」を実行した尊敬する大先輩Bに、就任前に、その時のことを尋ねてみた。Bは、「緊張したけど、勇気を出してやってよかった」と力強く答えた。

Bの所信表明を聞いた職員の中には、自分たちのことを考え、寄り添ってくれる看護部長の誕生を喜び、感動し、涙した人もいたそうだ。現在Bは、名実ともに日本屈指の看護部長となり、トップを力強く走り続けている。

Bのように感動的な所信表明はできないかもしれないが、その機会を持つことについては、「私もそうしたい、そうすべきだ」と思っていた。しかし、「絶対やるぞ」という100％の勇気は持てないまま4月1日を迎えていた。

就任後も、「やらなければ」と思いながらも、一人悶々と迷い、揺れていた。客観的に考えるとそれは必要なことであるし、新任看護部長にとってはよい機会であると感じた。それと同時に、さまざまな不安が頭をよぎり、「面と向かってでなくても伝える方法はあるのではないか」「もう少し職場と人に慣れてからでもよいのではないか」と思ってみたり、挙句の果てには、「就任当初の忙しさに流されて機を逸した」とできなかった（しない）言い訳さえも考え始めてしまった。

「これではいけない」と思い直し、意を決し、総務担当副看護部長T

にスケジュール調整を依頼した。副看護部長に依頼することで、後へは引けない立場に敢えて自分を追い込み、覚悟を決めた。

② 150人を前にした所信表明演説

4月11日木曜日、17時15分、多目的ホールにて、所信表明演説を行った。

多目的ホールは、病院敷地内にある体育館に似た施設で、普段は集合研修や講演会に使用する。

副看護部長の声かけで、日勤を終えた150人ほどの看護職員が集まってくれた。正直、それほどの人数が集まるとは思っていなかったが、私に対する関心の高さというよりは、副看護部長が、よほど強く声をかけて集めてくれたのだろうと思っていた。

所信表明に当たっては、自分の言葉で感情を込めて語りかけることができるように、スピーチ原稿はつくらなかったが、念のため、スピーチのアウトライン（p.29）を作成し、A4用紙1枚に印刷してステージ中央の演台にお守り代わりに置いて、聴衆に語りかけた。

この所信表明の目的は、私の話を聞いたスタッフが、価値観を共有し「自分たちと同じ方を向いている看護部長である」と感じてくれること、「自分たちのこれまでの実践を否定されることはない」と安心感を抱いてもらえること、そして、「何かこれまでにない新しいことをやってくれるかもしれない」という期待を抱いてもらうことである。

演説ではまず、臨床家である自分を知ってもらうために、臨床でどんな実践をしてきたか、そして、研究者としては、実践に根差した研究を行ってきたことを話した。

次に、仕事や患者のことをいちばん知っているのはベッドサイドにいる人たちだと考えており、「現場で考え、意思決定できる組織をつくりたい」という看護部長としてのビジョンを持っていることを述べた。

スピーチのアウトライン

- 自己紹介
  - ✓ 実践者としての私：広く浅く科を経験→ジェネラリストのスペシャリスト
  - ✓ 看護管理者としての実践が長い
    大学院で看護管理学を学んだ→マネジメントの専門家であるとの自負
  - ✓ 何でも知っているスーパーマンではないし、旗を振ってついてきてもらうだけでもない
  - ✓ 私のすべきこと：
    ① どこを目指すのか何をしたいのか、つまりビジョンを示すこと
    ② 皆さんが楽しく、やりがいをもって、自主的に動けるように環境を整えたり、働きかけたりすること
- 医療・看護は一つのサービスビジネスである。
  - ✓ これはお客様あっての仕事であるからお客様へのサービスを基本として考えなければいけない
  - ✓ 顧客の満足がどこにあるのか知らなければいけない
  - ✓ 自分が何をしたいのか、ではなく、何を求められているのか、何をしたら満足してもらえるのか、ということを考え行動する必要がある
  - ✓ サービスは顧客と共同で生産する商品であり、サービスを提供するものとお客様が出会う瞬間で決まる。したがって、一人ひとりが品質や経済性を決めるカギを握っている
- 浜松医大病院は顧客に何を求められているか
  - ✓ 稼働率の上昇→浜松医大病院が地域から期待され信頼されているから
  - ✓ 職員の努力・実践力の向上→在院日数の短縮、満足度の向上
  - ✓ これからも顧客の期待に応えていく必要がある
    →地域社会で生活する姿がその人の本来の姿
    「〇〇病で入院した患者さん」ではなく、入院前の患者さんを知る必要がある
  - ✓ 病院からどこかにつなぐという考え方でなく、入院した人をできるだけ早く元の場所に戻す
  - ✓ ケアを提供する場、提供方法を変えていく必要がある
    ① 入院―外来の区分けの変更
    ② チーム、スペシャリストの活用
    ③ 機能強化棟←必要とされている分野の拡大
  - ✓ 機能拡大をネガティブにとらえず、チャンスと思ってほしい。ストレッチ目標をもって！
  - ✓ 忙しい、人がいないからしたい看護ができない、ではなく、したい看護をするために業務をどう組み立てるのか。働き方も同じ
  - ✓ プロセスをただ重ねるのではなく、目標を設定し、それを達成するための方略を立て、実行し達成するのがプロフェショナル
- シェアード・リーダーシップ
  - ✓ 仕事や患者のことをいちばん知っているのはベッドサイドにいる人たち
  - ✓ 現場で考え、意思決定できる組織をつくりたい
  - ✓ シェアード・リーダーシップとは「公式に役割を与えられた一人のリーダーから指示を待つのではなく、メンバーそれぞれが必要な時に自らの強みや専門性を活かしてリーダーシップを発揮する」という考え方
    →シェアード・リーダーシップが発揮しあえる組織
- 看護部長の顧客：患者さんや浜松医大病院を訪れる人と、看護部の職員も私の顧客
  - ✓ 皆さんがいきいき働ける環境を整えたい
    →顧客のニーズを知る必要がある。どんどん「佐々木さん！」と話しかけて
  - ✓ これまでの伝統を大切に、新しいことも取り入れ、静岡一、日本一の病院を目指そう
  - ✓ バナーも使ってね

さらに、私はこれまで皆さんが築き上げてきたものを壊して、自分の
したいことをしようとしているのではなく、これまでの伝統を大切にし
ながら、皆さんと協力していきたいと考えていることを伝えた。また、職
員がいきいき働ける環境を整えるために、要望などどんどん話しかけて
ほしいと話した。

　そして最後に、早く名前を覚えてもらいたい、そして、一個人として
対等に話がしたいので、「部長」ではなく「佐々木さん」と呼んでほしい
と伝えた。

③　演説後のフィードバック

　演説終了後にフィードバックをしてきた人はいなかったので、150人
がどのような思いで私の話を聞いてくれたのかはわからなかった。

　しかし、多くの聴衆が、こちらが圧倒されるような真剣なまなざしで、
私の話を聞いてくれていたことから、私の思いは伝わったのではないか
と手ごたえを感じていた。

　前述のBと同じように、「勇気を出してやってよかった」と感じ、看
護部長として1つのハードルを越えたような達成感を得ることができた。

　演説からだいぶ時間が経って、「そういえば」と、私の所信表明につい
てフィードバックをしてくれる職員も出てきた。面と向かって批判する
わけもなく、皆「よかった」「とても印象的だった」などポジティブに
フィードバックしてくれるが、私が伝えたかったことに触れてくれた職
員も多く、「私の思いは伝わっていた」と確信を得ることができた。

　演説を終えた後の達成感を遥かに超える大きさで、「勇気を出してやっ
てよかった〜〜」と思った。これから先、看護部長に就任する知人に、
「看護部長になったら、できるだけ早い時期にスタッフに直接所信表明を
伝える機会を持つといいよ」と熱弁を振るうことは間違いない。

❖ Column

3　インパクトと影響力
～看護管理における管理者のコンピテンシー～

　近年、看護管理者の育成において、「コンピテンシー」（優れた成果を出す個人の能力や行動特性）という概念が活用されている。

　私自身も、2012年から日本看護管理学会教育委員として「コンピテンシーを基盤とした看護管理者研修」に携わったことで、「コンピテンシー」という概念を学習し、知識を深めた。

　グループワークにファシリテーターとして関わっていく中で、この概念を用いることは、看護管理者としての実践に大変有用であり、実践をサポートしてくれるであろうと実感した。そして、自分自身の実践においても「コンピテンシー」を意識するようになった。

　看護部長としての実践という未知の世界に踏み込むには、何か拠り所が必要だと感じており、「看護管理における管理者のコンピテンシー」という概念がそれになり得るのではないかと思った。

　スペンサーら[1]は、「管理者の一般的コンピテンシー・モデル」（表）において、卓越した管理者が発揮するコンピテンシーをウエイトの高い順に示している。

　最もウエイトが高いコンピテンシーの一つに、「インパクトと影響力」（図）がある。

　コンピテンシー・クラスターの一つである「インパクトと影響力」は、「周囲の人や組織の特徴をよく理解し、その長所を踏まえた上で、自分の職位や権限を利用し、効果的に自分の考えを伝える能力」と定義され、「関係の構築」「組織の理解」「インパクトと影響力」という3つのコンピテンシーから成り立っている。効果的に自分の考えを伝えることが、いかに重要であるかが、このモデルからもわかる。

　また、コンピテンシーとしての「インパクトと影響力」は、「自分の考えを支持してくれるよう、他の人たちを説得し、信服

表　管理者の一般的コンピテンシー・モデル

ウエイト	コンピテンシー
XXXXXX	インパクトと影響力
XXXXXX	達成重視
XXXX	チームワークと協調
XXXX	分析的思考
XXXX	イニシアティブ
XXX	人の育成（ほかの人たちの開発）
XX	自己確信
XX	指揮命令／自信
XX	情報探求
XX	チーム・リーダーシップ
XX	概念化思考
必要最低条件	組織の理解と関係の構築（専門能力／専門知識）

Spencer, L. M, and Spencer, S.M./ 梅津祐良, 成田攻, 横山哲夫訳：コンピテンシー・マネジメントの展開［完訳版］, 生産性出版, p.255, 2011, より作成.

図　「インパクトと影響力」

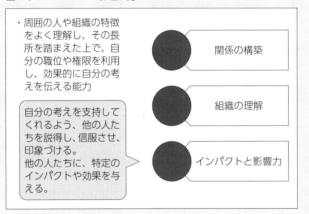

同上, p.55-67 より作成.

させ、印象づける」、そして、「他の人たちに、特定のインパクトや効果を与える」ことと定義されている。

「公開セミナー」や「所信表明」、そして、看護部長としてのさまざまな挨拶の機会では、この「インパクトと影響力」の発揮を意識した。コンピテンシーという概念を意識しなければ、「自分の言いたいことを力強く主張する」ことをメインに考え、私から聴衆に向けた一方的な発信の機会となり、ただの自己満足に終わっていたかもしれない。

しかし、「インパクトと影響力」というコンピテンシーの発揮を意識したことで、「どうしたら支持してもらえるのか」「どうすれば印象づけることができるのか」という視点で、話す内容や話し方などの方略を考えることができた。

新任看護部長としての実践を始めた当初は、「コンピテンシー」を特に意識するようにしていた。行動を起こす時には、「今、どのコンピテンシーを発揮すべきか」という視点で考えた。

また、うまくいった時、うまくいかなかった時、「コンピテンシー」という枠組みでその理由を考えた。そうすることによって、何かを変える、新たな挑戦をする際に、客観性を維持できるとともに、自信を持って第一歩を踏み出すことができたように思う。

「コンピテンシー」という概念は、ある時は武器に、そしてまたある時は鎧になるとともに、看護部長としてどう歩むべきかという道標にもなっていると感じる。

【引用文献】
1）Spencer, L. M, and Spencer, S.M. 梅津祐良，成田攻，横山哲夫訳.：コンピテンシー・マネジメントの展開［完訳版］. 生産性出版，p.255, 2011.

3. 看護師長との面談

1 面談の目的

　第1章で述べた、2019年1月18日に行われた看護部長選考のための公開セミナーでは、病院の基本方針（p.11～12参照）に対しての看護部長としての抱負を次のように述べた。

　医療の質や患者サービスの向上を目指す上で、院内最大の組織である看護部が、より機能的かつ機動性のある動きができることが重要であると私は考えます。

　それぞれの部署が診療科の特徴、看護師や医師など働く人の特性を捉えた上で、現場で意思決定しながら、最適な運営を行うことができる組織をつくっていきたいのです。現場における意思決定を促進することは、患者・家族のニーズを即時に反映させることにもつながり、さらに高いレベルのサービス提供が期待できます。

　また、現場に権限を持たせることは、仕事のやりがいやモチベーションを向上させるだけでなく、職員一人ひとりのパフォーマンスを最大限に高めることが期待でき、安全で質の高い看護・医療の提供にもつながると考えています。

　そのような組織運営をするために、私が目指すのは「シェアード・リーダーシップ」を発揮し合える組織です。シェアード・リーダーシップとは、「メンバーそれぞれが必要な時に自らの強みや専門性を活かしてリーダーシップを発揮する」という考え方です。理念、ミッション、ビジョンを共有し、それぞれの現場で自分の役割を果たせるように意思決定を行い、実践することは、提供する医療やサービスの質を高めることだけでなく、ガバナンスの強化やチーム医療の推進にもつながると考えます。

抱負で述べた「現場における意思決定の促進」を実現するためには、看護師長が Key であると考えていた。

どのような経験、価値観を持つ看護師長がいるのかを知ることで、理念、ミッション、ビジョンの共有や、看護師長としての実践力を伸ばしていくための方略を考えるための基礎資料を得ることを目的に全看護師長との面談を行った。

私自身の「お披露目」の機会は、公開セミナーや所信表明などがあったが、全ての看護師長が出席できたわけでもないので、私という人となりを知ってもらう機会にもしたいと思った。

また、看護師長会議などで「対面」はしていたものの、やはり一対一で面と向かって話す機会を持ち、距離感を縮め、信頼関係を築いていきたいと考えていた。

② スケジュール調整は副看護部長に依頼

総務担当副看護部長 T に日程調整を依頼し、面談のスケジュールを組んでもらった。

所信表明の時もそうだったが、「してもしなくても許されてしまうけれど、した方が絶対よいと思われること」「実行するには多少の勇気と覚悟が必要なこと」に向かって一歩踏み出すには、他者へスケジュール調整を依頼するに限る……と就任数週で考えるに至った。

26 人いる看護師長とのスケジュール調整はとても大変なことはわかっていたので、それを依頼するのは気が引けた。そして、まだまだ、副看護部長気質というか、「何でも自分でするクセ」も抜けきっていなかったので、自分で調整することも頭をよぎったが、ここは覚悟を揺るがせないことを優先し、T に声をかけた。T は快く引き受け、調整を進めてくれた。

看護部長室と副看護部長がいる看護部管理室はドア 1 枚でつながっており、プライバシーの確保が必要な面談の時以外はそのドアは開放され

ている。私の机とＴの机の間の距離は３メートルほどなので、調整がどのくらい大変なのかはよくわかった。

　汗水垂らして調整してくれているＴを横目に、私の側からすると、Ｔに依頼した後は、事が静かに粛々と進んでいく感じがした。

　その時、Ｔは自分なりの看護師長評価に基づき、「重鎮をどこに配置するか」「大変そうな人が続かないように」「各日の最後の面談は気分よく終われるように」など、順序も考えてスケジュールを組んでくれたそうだ。

　全ての看護師長と一対一で話すのは初めてで、当時はＴの「配慮」を実感することはできなかったが、のちのち種明かしをされた時には、「なるほど」と思い、Ｔがかけてくれた労力と配慮に改めて感謝した。

③　どの看護師長も優秀な人物

　令和元（2019）年５月、改元に伴う十連休に及ぶゴールデンウィーク明けから月末にかけて、全看護師長 26 人と面談を行った。

　面談は「１人 30 分」と時間を限定し、看護部長室で行った。各看護師長に、これまでのキャリアや管理している部署の特徴や課題を聞いた。

　私は、教育担当や医療安全管理者としての業務経験、研修等で多くの看護管理者と接したことがあること、また元来の物事を斜めに見る性格から、人物評価にはある程度の自信を持っていた。「30 分も話せば、看護師長としてどのような実践をしている人かある程度わかるだろう」と思いながら面談に臨んだ。

　結果的には、どの看護師長も素晴らしい実践を行っている優秀な人物にしか見えなかった。

④　看護師長の承認欲求を満たす役割

　予想以上に、看護師長は看護部長に自らが常に努力をし、優れた実践

を行っていることをアピールしたいのだと感じた。

　看護部長として、そんな看護師長たちの承認欲求を満たすという重要な役割をひしひしと感じた。また、看護師長たちの承認欲求を上手に満たし、モチベーションにつなげることが、看護部の組織運営において大きな key であることを再認識した。

　病棟看護師長をしていた時に、雑誌の企画で、いっしょに働いていた副看護師長 K と「主任（副看護師長）の成長」をテーマに共同執筆をしたことがある。

　その中で、「よりトップに近いマネジメントを行うようになると、他者から目に見える形でのポジティブ・フィードバックを得ることがなかなか難しくなることも事実です。時に人知れず孤独に努力し、自画自賛にならない程度に自分を認め、鼓舞しながら、自ら進むべき道を見出し、信じて前に進んでいく……、そんなことが必要になるかもしれません」と書いた[1]。

　「役職が上がれば上がるほど、面と向かって、言葉にして褒められる機会が減る」ということは自らの経験からも実感している。密かにガッツポーズをしたくなるくらい、事がうまく運んだ時などは、「もっと褒めてよ〜」と内心思うこともある。しかしそこは、「このくらいのことを成し遂げるのは、この人（＝私）にとっては普通だと思っているからこそ、敢えて褒め言葉は言わないのだろう」とポジティブに捉えることにしている。

　そんなふうに考えていたからなのか、看護師長や副看護部長をしていた時に、自分の承認欲求が満たされていないと感じることはなかった。「自らを鼓舞しながらやってきたから」と思っていたが、もしかすると、知らず知らずのうちに、これまでの上司は上手に私の承認欲求を満たしてくれていたのかもしれない……と、看護部長として、看護師長と対峙した後に思い至った。

5　あらゆるタイプの人と平等に

　短時間ではあったが、一対一での看護師長との面談は、お互いの人となりを知る機会にはなったと思う。

　大幅に時間が延長してしまわないように、タイマーをかけて進めたので、気がつくと30分近く経っているという人がほとんどだった。中には何人か、時間の過ぎ方がゆっくりだと感じる人もいた。

　後から振り返ってみると、私は、アピール力が強すぎるタイプは苦手なようだ。いわゆる「ガンガン前に来られる」と、元来の人見知りな自分が顔を出し、心が後ずさりしてしまい、時間が長く感じたのだろう。自分と同じ人見知りの人や緊張してうまく話せない人に、質問を投げかけ、話してもらいながら、少しずつ会話を広げていくスタイルに私は心地よさを感じるのだなと思った。何となく、自分がそんな傾向にあることは認識していた。

　これまでは、苦手なタイプとは最小限の関わりでやりすごすことも可能だったが、今は看護部長として、あらゆるタイプと上手に関係性を築く必要がある。全ての人と対等に平等に接する……内心好き嫌いはあっても、少なくとも特定の人を贔屓したり、蔑ろにしたりしているように見えないように振る舞っていく必要がある。そのための極意の会得も看護部長としての課題であると感じた。

6　自分を敵視する人はいなかった

　私は外から来た看護部長であり、中には敵意をむき出しにしたり、挑戦的だったりする人もいるのではないかと思っていた。「あなたは何をしようと思っているのか」と質問を投げかけられるかもしれないと覚悟して臨んだ。

　結果的にそのような人は一人もいなかった。「いなくてよかった」と安

心した部分と、そのような人と関係性を築くことにチャレンジしたいとも思っていたので、少し残念な気持ちもあった。

看護部長として着任する際には、「誰一人味方がいない状況から、まず一人の理解者をつくることから始める」ことをイメージしていた。これは私なりのリアリティショック予防策だったのかもしれない。

しかし、今思い返せば、看護職だけでなく、あらゆる職種の人たちが、「敵視」することなく温かく迎えてくれたことは、私にとっては最大の幸運であった。浜松の温かい土地柄、そして、浜松医科大学の組織文化に感謝しかない。

⑦　看護師長を知るには現場がいちばん

看護師長の顔と名前、そして担当部署をつなげるのは一苦労であったが、その後、看護師長と接点があるたびに、部署と配属の一覧、面談でとったメモを確認しながら、自分なりの「看護師長評」を確立していった。

日ごろの実践に触れると、徐々に各看護師長の人となり、そして、管理者としての実践力が見えてきた。一対一で話すことも大切だが、本当の意味で看護師長を知るには、やはり現場での姿を見るに限るなと思った。このことを恩師Ｉに話すと、「（だから）私が看護部長になった時には、各部署に出向いて看護師長と面談したのよ」と言った。さすがは、私が尊敬する恩師である。と、敬服すると同時に、「そうか、その方法があったか！」と、面談をしたことで満足してしまい、看護師長を知るための効果的な方法にまで考えが及ばなかった自分の浅はかさを反省した。そして、看護部長としての修行の足りなさを痛感させられたのであった。

【引用文献】
1）佐々木菜名代：主任力による病棟変革─スタッフのモチベーション向上への取り組み（特集　いま考える　歩く看護基準としての主任：成長過程と活動の記録）

　　── （主任として育つ　主任と師長，よりよい関係構築をめざして），臨床看護
　　36（8），1032-1033，2010.

【参考文献】
・上村美穂：主任力による病棟変革─スタッフのモチベーション向上への取り組み
　（特集　いま考える　歩く看護基準としての主任：成長過程と活動の記録）─（主任
　として育つ　主任と師長，よりよい関係構築をめざして），臨床看護36（8），1029-
　1031，2010.

4．組織を知る

1 会議に遅れない──施設内の把握

　就任当初は、会議や委員会の位置づけや内容がよくわからないまま、スケジュールに追われていた。それに加えて、病院を含む大学の施設は「半田山」という山の傾斜に建っていることから、隣り合う棟で階が違うなど、会議に遅れず参加するための時間と場所の管理にはとても気を遣った。「開催時間」「開催場所」に加えて、開催場所に行くためには「何階」の出口や連絡通路を通っていくのかを、必ず副看護部長に確認し、指さし確認をしながら出かけていった。

　これまで、会議に微妙に遅れてくる管理者と遭遇するたびに、役職が上がるほど、会議の時間は厳守すべきであると思っていた。遅れるのであれば、事前にきちんと連絡をすべきである。「開始早々に到着するように時間管理しているのか」と思うような登場の仕方をする管理者は信頼度を下げると感じていたので、自分はそうならないようにしようと思った。

　前職を退職する際に、医療安全管理室で直属の上司であった副院長Nが、「看護部長になると時間管理が大変になると思うから」とおしゃれな小型卓上時計を就任祝いにプレゼントしてくれた。そこには、きちんと

した時間管理をすることが、看護部長としての信頼度を高めるのだという メッセージも込められていると感じた。現在では、卓上時計による視覚的な時間管理に加えて、時計を見ることを忘れるほど集中してしまった時のために、スマートウォッチのバイブ機能による体感的な時間管理も行っている。

② 院内の部署と担当業務の把握

スムーズに会議室にたどり着けるようになると、今度は会議名と内容、参加者の把握につとめた。会議の位置づけ、何をする会議なのかを知ることで、組織内での意思決定プロセスや変革を起こす場合に影響がある部署・担当者の把握が可能となる。

まずは、担当部署の把握だ。組織において、ものごとを動かそうとする時、それを所管する部署を把握することは重要である。

部署と担当業務の把握にはとても時間がかかった。多少の違いはあれど、組織が変わっても部署名は似通っているので、「医療情報部は情報基盤センター」「用度課は物品調達」といった具合に、前職での部署と関連させながら覚えていった。

しかし、事務部門の名称が難解であった。「総務」「庶務」といった名称の部署が病院内にはない。多くの組織で「総務」「庶務」と呼ばれる部署が担当する業務は、全て「医事課○○」という部署が担当していた。

いわゆる「医事課」のイメージと担当業務がかけ離れていること、そして、これまで働いてきた施設の部署名と連結して考えられないせいか、違和感が強く、理解するのに時間がかかった。

院内の困りごと、揉めごとを解決しようと担当を探っていくと、その全ての道は医事課長に通じる……といった印象だった。副看護部長に所管部署や担当者を尋ねて、「これも医事課ですか!?」と何度も言った記憶がある。

そして、院内における意思決定プロセスも徐々にわかってきた。

まず、月2回開催される執行部会議（病院長、副病院長、事務部次長、医事課長、経営支援課長等が参加）において、議案（院内の業務に関することなど）が提案され、検討される。ちなみに、事務部次長とは、多くの病院で「事務長」などと呼ばれる職位である。

大学全体の事務部のトップとして事務局長がおり、大学担当の次長と病院担当の次長がいる。病院担当の次長は、病院の事務部門のトップだが、「次長」という職名に惑わされ、当初は「事務長はどこにいるのだろう。いつ会えるのだろう」と思っていた。

話を戻そう。執行部会議で承認された議案は、運営・企画室（以下企画室）会議で検討される。企画室会議のメンバーは、病院長、副病院長、各診療課長の中から病院長が指名した者2人、各中央診療施設の部長、センター長および室長の中から病院長が指名した者2人、看護部長、事務局次長（病院担当）、その他病院長が必要と認めた者で組織され、この年は私を含め17人で構成されていた。

この企画室会議が、意思決定を行う会議とされている。しかし、この会議は病院長室で行われる、こぢんまりした会議で、当初は事前打ち合わせの位置づけだと思っていた。

会議の重みづけ（重要度）に関する印象は、参加するメンバーだけでなく、会場が与える影響も大きいのだと改めて知った。

企画室会議を通った議題は、診療部長・中央診療施設課長会議（病院長、副病院長、診療部長、各部門の長等が参加）（以下、部長・課長会議）に提出される。部長・課長会議は大きな会議室で、錚々たるメンツが集い、企画室会議よりも活発に議論される印象があった。

そのため、ここで意思決定を行うと思っていたが、企画室会議での決定事項の報告を行う会議だということがわかってきた。決定したことを、

現場で実践する人たちが集まっている会議だからこそ、さまざまな意見が出され、討論する場となっていたことに後に気づいた。

④ 病院機能評価の受審――病院幹部として知るべき情報の把握

日本医療機能評価機構の病院機能評価の受審も組織を知るよい機会となった。

私が着任した 2019 年は更新受審の年であり、2018 年から適用が開始されていた特定機能病院や大学病院本院等を対象とした「一般病院 3」という機能種別での初めての受審だった。

「一般病院 3」は、サーベイヤー（評価調査者）が受審病院を訪れ、2日半にわたって審査が行われるが、最終日には病院幹部を対象とした幹部面談がある。

そのようなことからも、着任後すぐに、副病院長、そして看護部組織のトップという立場で受審しなければいけないことは大きなプレッシャーだった。

着任の 1 年ほど前に、「一般病院 3」という区分が新設される際にサーベイヤー研修を受けていたことはラッキーだった。受講当時は、特定機能病院に勤務していない自分がサーベイヤーとなることに難しさを感じていたが、このような形で生きてくるとは想像することができなかった。

サーベイヤー研修の受講を勧め、そして推薦してくれた前職の上司 Nにひたすら感謝である。

3 月に前任の看護部長から引き継ぎを行った際に、6 月に受審予定であることを聞いていた。ちょうど、着任直前の 1 月末に前職で、区分が違う「一般病院 2」の病院機能評価を受審していた。「やっと終わったと思ったのに、また受審か〜」と思ったが、準備の進め方や受審の雰囲気を直前に経験できていたことは、思えばラッキーだったのかもしれない。

4 月に着任し、病院機能評価に向けた準備状況を確認したが、前職の状況と比べると明らかに準備が遅れている、進んでいない印象だった。

「特別な準備をしなくても問題ないのか」とも思ったが、実情を確認するとそうでもないことがわかり、「これはかなり大変だ」「かなりヤバい」と思った。

　時間は限られていたが、せめて看護に関係するところだけでも、何とか整えようと思った。

　そこで、サーベイヤー研修でお世話になった看護サーベイヤーＩが浜松在住であったことを思い出し、つてを頼って紹介してもらい、来院を依頼した。Ｉからアドバイスをもらったことで、少なくとも看護部内は受審に向けた気運が高まったように感じた。

　看護部長としての私自身の病院機能評価に向けた準備も急ピッチで進めた。受審が６月と決まっていたことから、必要に迫られ組織に関する情報収集を迅速に進めることができた。

　私の性格上、デッドライン、いわゆるオシリが決められることが最も馬力が出る。受審がなければ、もっとのんびりと情報収集を行っていたことだろう。へたをすれば、日々の忙しさにかまけて、月単位、年単位にのんびりしていたかもしれない。

　病院機能評価では、看護部長として、そして、病院幹部として知るべき情報が「評価項目」として示されているので、項目に沿って、網羅的に情報収集を行うことができた。

　受審時にはさまざまな場面で、看護部の代表者として私が回答することを想定していたため、表面的に情報を伝えるというスタンスではなく、自らのビジョンとして語れるよう、自分の中に落とし込むまで情報を消化することを心がけた。

　どんな質問を投げかけられても、「私は４月に着任したばかりでよくわかりませんが」といった類いのことは絶対に言わない、まるで何年も前から看護部長をしているかのように、堂々と威厳を持って（正確にはそのように見えるように）語ろうと心に誓い、訪問審査に臨んだ。

　受審後、病院としては多くの改善に取り組む必要が生じたが、その経

過も含め、私自身の浜松医大病院の一員としての自覚が深まるとともに、まわりの職員との連帯感、一体感を得ることができた。

　一大行事が目の前に迫っていたことから、遠慮や躊躇する暇なく奔走し、結果的にはリーダーシップを発揮する機会となった。そしてこれを機に、何となくふわふわして、何かに動かされているような感じから、看護部長として地にしっかりと足をつけて、自らの意思で歩んでいるという感覚に変わっていた。

第3章

新任看護部長の夏（7〜9月）

I 新たな組織での振る舞い

1 中途採用の入職者に必要な「一定期間」

　私は看護部長になるまでに、4つの病院で看護師としての経験を積んだ。

　「経験者」「中途採用」で新たな組織に入った際は、まずは静かに周囲を観察しながら溶け込むことにしていた。円滑な人間関係を築き、「郷に入っては郷に従え」と思っていたこと、そして何より元来の人見知りな性格もあり、そのように振る舞っていた。

　そうして「一定期間」を過ごしていると、周囲との軋轢を生じることなく、「自分が言いたいことが言える」「私の話（提案）にも耳を傾けてもらえるようになる」と感じていた。

　「一定期間」は、だいたい3ヵ月だろうか。管理者や教育担当になってから、「中途採用」で入職する人、特に他の組織で豊かな経験がある人には、次のようなアドバイスをしていた。

① 新しい組織に入ると、「何でこんなやり方をしているのか」と疑問を持ったり、「もっといいやり方があるのに」「以前いた施設でやっていた方法の方がよいのではないか」と思うことがある。しかし、そう思ったとしても、まずはここのやり方でやってみる。いきなり「前の病院では……」などと指摘してしまうと、それがいかに的を射た意見、提案であっても、建設的な指摘とは捉えてもらえず、聞く耳を持ってもらえない可能性が高い。それどころか、「自分たちがこれまでやってきたことを否定された」と反感を持たれ、心理的な溝を生じてしまう恐れがあるので注意が必要だ。

② ここのやり方でやってみることで、「何でこんなやり方をしている

のか」と思ったことにも、やむにやまれぬ組織の事情があったり、実はそうする合理的な理由が隠されていたりするかもしれない。「理由があったのか」と納得できれば、ここのやり方を続ければよい。しかし、「やっぱり、前の施設でやっていたやり方の方がよい」「もっと、よいやり方がある」「これは変えた方がよい」と思うのだったら、「その時」が来るまで書き溜めておこう。「その時」とは、あなたの意見を建設的な提案として聞いてもらえる時である。

③　私の経験から、「その時」はだいたい入職して3ヵ月めにやってくると思う。「その時」が来るまで、粛々と仕事をしながら、ものごとを見極めよう。

② First 100 Days の慣習

看護部長として新しい組織に入るに当たり、私の中での「持論」は相変わらず健在だったが、「3ヵ月」は少し長すぎるようにも感じていた。「3ヵ月も周囲を観察しながら、おとなしくしていていいのか」「トップとして組織に入るからには、もっと早く、新たな取り組みを始め、目に見える変化を起こすべきではないか」と自問自答しながら、新たな組織への入り方、振る舞い方を考えていた。

「トップが変わった時に周囲はどう見ているのか」に考えが至った時、恩師Iから聞いた、「First 100 Days」に関する話を思い出した。

アメリカの第32代大統領であるフランクリン・ルーズベルトは、就任後100日でいわゆるニューディール政策にかかる重要法案を次々に成立させたと言われ、その後、アメリカでは新しい大統領が誕生してからの100日間を「First 100 Days」と呼んで注目する慣習があるそうだ。

発足直後の新政権は概ね高い支持率を示す傾向が強いため、国民やマスコミとの関係を新婚期の夫婦になぞらえて「ハネムーン期間」と呼ぶこともある。二大政党制で政権交代を何度も経験しているアメリカでは、新政権が軌道に乗るまでにある程度時間がかかることを国民が理解して

いる。そこで、この期間中はマスコミも野党も新政権に対する過度な批判や性急な評価を避け、「お手並み拝見」とばかりに様子見するという慣習、紳士協定があるそうだ。

この話を初めて聞いた時、とても感銘を受け、新しい上司は、そのような気持ちで迎え、温かく見守らなければいけないと思った。

自らが看護部長となり、見守られる側として、改めてこの「First 100 Days」について考えてみた。3ヵ月くらいは、どのような状況になったとしても、大目に見てもらえるだろうから、そんなに焦ることなく、その間に情報収集をしながら、自分のスタイルをつくり上げればよいのかもしれないと思い至った。

③ 歓迎の雰囲気も100日間なのか？

私が看護部長に選ばれ着任するまでの間に、院内で「黒船が来るぞ」と囁かれていると、「知人から聞いた話」として前職でいっしょに働いていた医師が教えてくれた。これまでにも、「黒船」と呼ばれたことは何度もあり、「やっぱりね」という感じだった。

しかし、今回は看護部のトップとして「乗り込む」のだと感じており、一人落下傘で舞い降りるような気分ではあった。最初は味方がいない「完全アウェイ」な状況も覚悟し、一人ずつひとりずつ、どう理解者を増やすのかという課題が課されたと、自らを奮い立たせて乗り込んだ。

しかし、着任してみると、周囲の誰もが好意的に温かく迎えてくれた（少なくとも私の目にはそう映った）。医師や事務をはじめとした他職種の方々が、予想以上に「新看護部長」に関心を持ち、好意的、そして紳士的に話しかけてくれたことにも驚いた。浜松という土地柄、温暖で日照時間が長い土地で育った温厚な人が多いからだろうか。

余談だが、浜松は車社会であるため、引っ越してから車生活を始めたが、車の運転においても浜松市民はとても温厚かつ紳士的であり驚いた。どのような場面でも絶対に横断歩道の前では歩行者を優先し停車する、

そして、脇道から出る時や車の合流地点では積極的に道を譲ってくれる……などなど、ペーパードライバーだった私はずいぶん助けられた。

温かい雰囲気で迎えてもらい安心するのと同時に、これこそが「First 100 Days」であり、100日を過ぎるとこうはいかない、もしかすると、急に厳しい目で見られるようになるかもしれないと、100日の間に、厳しい目にも耐えられるようにしておかなければと思った。

④ そろそろ終わる100日間

着任当時から何となく「First 100 Days」を意識し、「100日って何月何日ごろなんだろう」と、時々カレンダーを眺めていた。「まだまだ先のこと」と捉えていた期間は思いのほか短く、気がつくとあっという間に過ぎ去っていた。

6月が終わり7月に入ったころ、「そろそろ First 100 Days が終わる」と、自分の中で得体の知れない緊張感が高まるのを感じた。このころになると、時間的にも、気分的にも余裕が生まれていた。そういった意味でも、新任のトップを温かい目で見守る100日という期間は妥当なのかもしれない。それと同時に、それまでは、スケジュールをこなしていることで、周囲も甘く見てくれていたし、自分自身も何となく看護部長としての職務を全うしている気になっていたが、そろそろ何らかの「成果」を出して存在感を示さねば……と焦りに似た感情が芽生えてきた。情報収集をしながら、周囲のことを知り、流れにのって業務をこなし、地に足がついた感覚を得てきたのが最初の100日間だった。ここからは、もっと、現状を分析した上で、戦略的な取り組みをして、改善や変革を意識していかなければいけないと思った。「ハネムーン期間」が終わる就任後100日は、ギアを一段階上げるポイントなのかもしれない。

【参考文献】
・志賀剛一：理事長室から　First 100 Days, LIBRA　2021 年 7-8 月号, p.28, 東京
　弁護士会
　https://www.toben.or.jp/message/libra/pdf/2021_0708/p28.pdf
・SMBC 日興証券ホームページ　初めてでもわかりやすい用語集　ハネムーン期間
　https://www.smbcnikko.co.jp/terms/japan/ha/J0664.html

4　リーダーシップの信頼蓄積理論

　「中途採用」で新たな組織に入った経験から導き出した私の考えと、大いに合致する理論に出会った。社会心理学者 E. P. ホランダー（Edwin. P. Hollander）の信頼蓄積理論（Credit Accumulation Theory）である。

　私がこの理論を知ったのは、『踊る大捜査線に学ぶ組織論入門』という本[1]を通してだった。当時、ハマっていたドラマの設定やセリフを題材に、組織論を解説するというコンセプトに、またまた大いにハマって、当時、リーダーシップをテーマにした講義を行う際には内容をよく引用していた。その中の一つが信頼蓄積理論だ。

リーダーとして信頼されると変革が許される

　ホランダーは、自然発生的なリーダーを研究し、「リーダーはいきなり創造・革新を行うのではなく、まず、既存のやり方・規範を守りながらも、すぐれた成果をあげることを繰り返し証明することが求められる。そうなるとフォロワーの側は、逆に、この人にこれまでのやり方・規範を逸脱することを許容するようになる[2]。もっと言えば、許容するどころか、それを期待するようにもなる」と述べている。つまり、「人が組織の中で、新しいタスクに責任を負い、部下を率い、リーダーとして振る舞うには、少なくともある一定期間、組織の中でも持てる実力やリーダーシップを発揮し、周囲からの信頼を蓄積すること、つまりチームメンバーとして一人前だと受け入れてもらう過程が必要である」ということだ。

リーダーシップはみんなで創り出すもの

　多くのリーダーシップ論が、リーダーの資質や行動特性といったリーダー個人に焦点を当てていたのに対し、ホランダーは、リーダーと部下との関係性に着目した。

　つまり、リーダーと部下との間に信頼関係が蓄積されていれ

ば、リーダーは、その部下に対してリーダーシップ（影響力）を発揮しやすく、逆に、信頼関係がなければリーダーシップを発揮することはできない、ということだ。

リーダーによる信頼の蓄積、すなわちリーダーとして信頼されることによって、メンバーの中に変革に対する承認が生まれるというものだ。

このことからホランダーは、「リーダーシップとは、リーダーたる人物が一人で占有する持ち物ではなく、みんなで創り出す社会現象なのである」と結論づけている。

「新参者」へのアドバイス

この理論に照らし合わせて自分の経験を振り返ると、新しい組織に入り、黙々と仕事をすることにより信頼を蓄積し、「この人は話を聞くに値する人物（看護師）だ」と思ってもらえたことで、自分が言いたいことが言えるようになっていたのだとわかった。

ホランダーのリーダーシップについての定義も大いに納得できるが、リーダーに限らず、新参者が新しい組織の中で影響力を発揮していく過程にも適用できると思い、「新参者」へのアドバイスに使っている。

また、「新しい組織」は病院など所属施設が変わるといった大きな変化だけでなく、同じ組織内での配置転換（異動）や役職が変わるといった際にも同様であると感じる。

変革を期待され始めると聞こえてくる合図

自分自身の経験から、新しい組織に入り3ヵ月くらいの間信頼を蓄積していくと、変革に対する承認が得られると感じたが、周囲が承認してくれるようになると聞こえてくるのが「新しい風」という言葉だ。

「新しい風を吹かせてください」「新しい風を期待します」、そんな言葉が聞こえてきたら、信頼が十分に蓄積されたという合図なのかもしれない。

十分な信頼を貯金した結果、その集団に新しい変革や革新を

起こしてほしいという期待がフォロワーの間から生まれてくるが、一方で、リスクがあっても挑戦して、期待される変革を起こさないと、今度は周囲をがっかりさせることになる。

　３ヵ月という期間にこだわらず、できるだけ短期間に信頼を得られる努力をしながら、敏感に承認の合図を感じ取り、変化や改善、向上に向けた行動を起こして、期待に応えていくことが重要である。

【引用文献】

1）金井壽宏，田柳恵美子：踊る大捜査線に学ぶ組織論入門，192-195，かんき出版，2005.

2）金井壽宏：リーダーシップ入門，256-257，264-266，日本経済新聞社，2005.

【参考文献】

・Donald A. Hantura：Advances in social and organizational psychology: A tribute to Ralph Rosnow, 293-312, LAWRENCE ERLBAUM ASSOCIATES, PUBLISHERS, LONDON.

2　採用面接に挑む

① 新棟開設で増員が必要だった

　5月の連休が明けるとすぐに次年度の職員採用試験が始まった。

　当院の採用面接は、5月、6月、7月に月1回ペースで行った。近隣の病院では、4月中に採用試験を始めているところもあり、就職戦線はずいぶん早まっているなと感じた。最終学年での実習を終える前に就職先を決めなければいけないなんて、最近の学生たちはどのように就職先を決めているのだろう。

　就任当時、浜松医大病院では3年後の新棟開設に向けて準備が進められていた。手術室、外来化学療法室、内視鏡室、放射線治療室等の拡充が予定されており、開設に向けた看護職員の増員は前任の看護部長から引き継いだ課題の一つであった。前年度は新規採用者を増員したものの、想定よりも退職者が多かったため、実質増員には至らなかった。新棟開設までに、20〜30人の増員が必要とのことだった。

② 人員の確保に苦戦していた前職

　前職でも採用面接に関わっていたが、浜松医大病院では採用者数、そして面接を行う応募者数の規模が全く違った。

　これまでに勤務した病院は、200〜400床規模であり、どちらかというと看護職員の確保に苦慮していた。

　私が初めて看護師長になった病院では、看護師長が分担して自ら看護師等養成施設にアポイントメントを取って訪問し、リクルート活動を行っていた。

　また、前職では企業が主催する病院説明会などにも参加することが

あった。そこでは、人気のある病院は、担当者がブースに座っているだけでも、学生が次々と訪れ、時間制で説明を行っていた。一方、私が勤務していた病院は、ブースに座って学生が訪ねてくるのを待つだけでは不十分で、「ちょっとお話聞いていきませんか」と道行く学生に声をかけることもあった。「看護師になって、営業活動をするとは思ってもみなかったなー」としみじみ感じた。

　採用試験も、必要な人員を確保するために、基本的に落とせない（落とさない）状況で、「自施設にふさわしい人材か評価する」というような贅沢は言っていられなかった。

③　本当の意味での「選ぶ」面接

グループ面接の弊害

　浜松医大病院の採用試験では、本当の意味で、「選ぶ」面接ができることは楽しみでもあったが、一方で、組織や教育のことを十分に理解する前に、将来を担う人材の採用に携わることにとまどい、プレッシャーも感じた。

　面接は応募者5人1グループで行われた。看護部長もしくは副看護部長2人と人事課職員1人の計3人が面接官を担当した。集団面接は初めてであり、当院での採用面接の「お作法」を探り探り進めたので、最初は勝手がつかめなかった。1つの質問に対し、5人が順番に答えていくので、他の人の回答に影響され、似たような回答になることもあった。

　また、履歴書に書かれている既往歴など、個人的な事情については、集団の中で質問するのは憚られ、1人だけ会場に残ってもらって質問するなどの対応が必要だった。

　気になったことがあっても、1人が時間をかけて掘り下げるわけにもいかないので、3人の面接官で連携しながら、人物像を深掘りしていく必要があるが、事前に十分な作戦会議を行う必要性に気づくことができ

なかった。

人物評価で重視したこと

　私がトップバッターとして質問を始めることが多かったため、当初は「看護部長として最初に何を聞くべきか」にとらわれていたが、慣れてくると自分のペースで質問をし、人物評価ができるようになった。

　私が重視しているのは、大まかに言えば、「したい看護、自分が目指す看護が語れるか」「患者中心の視点を持っているか」「サービス提供者にふさわしいコミュニケーション力があるか」ということだ。

　受験者があらかじめ回答を準備しているような質問をしても、どこかの教科書にあるような、通り一遍の答えしか得られないので、できるだけ受験者の本音が聞けるような質問を投げかけるようにした。受験者を圧迫したり、「意地悪」と思われない程度に、受験者が想定していない質問をしたり、質問に対する回答の一部を掘り下げて聞いたりした。

　面接では、5項目について、各々の面接官が受験者を採点し、終了後に人事課が採点結果を一覧表にする。面接を担当した者が、一覧表をもとに合議にて合否ラインを決定する。面接官により採点が分かれる受験者や、合否ライン前後にいる受験者については、評価のポイントや具体的に気になった言動や態度について説明してもらい、面接を担当していないチームの面接官も含め、ディスカッションを行った。そのような過程を経て、面接グループ間の評価基準の整合性をとり、最終の合否を決定した。

　看護部長としての初めての採用面接を終えてみて、対象人数や運用方法が変わっても、採用試験での評価の視点はどこに行っても変わらないという印象を持った。これまでの自分の経験から学んだ知識、信念の範疇で問題なく行えたのではないかとの手ごたえを感じることができた。

採用面接で対象者と接する時間は15分前後で、その間にその人物を知ることは難しい。就職してから職場に適応し、看護職として成長していけるかどうかについても、環境、人間関係、本人の資質や努力など、さまざまな要素が関係する。また、就職して早々から活躍する早咲きの人がいれば、ゆっくり、じっくり歩んで大器晩成する人もいる。

採用面接においては、少なくとも「目まぐるしいスピードで高度な医療が展開される中で、多重課題を抱えながら、質の高い看護を提供する」という「特定機能病院」の環境下で、その人のよさ（長所）が十分に発揮できないと思われる人には、そのことを伝え、自分に合った環境の職場を選んでほしいと思っている。

そのためにも、合否をつけたら面接官の役割は終了……するのではなく、採用面接の時の印象と入職後にわかったその人の特性などを突き合わせて、担当した面接官でディスカッションする機会を持つとよいのではないか。その機会は、面接官としての感性を磨き、スキルアップする機会になると思っている。また、それらの情報を蓄積していくことで、配属先や教育的な支援の方法など、個人の特性に合わせた、一人ひとりの長所を伸ばすような新人職員への関わりにつなげられるのではないかと考えている。

3 変革に取りかかる

他施設での経験がある職員が入職することで、その組織で「当たり前」のこととして手をつけていなかったことが、実は「当たり前」ではなく、手をつけるべきこと、つまり改善が必要、そしてそれが可能だとわかる

ことがある。

　私は、これまでの自分自身の経験と、ホランダーの信頼蓄積理論（p.53）に則り、既存のやり方・規範を守りながら「信頼の蓄積」に励んでいたが、時が経つにつれ、「何でこうなっているのだろう」「これは何とかしたい」と思うことが次々に出てきた。

　「ハネムーン期間」（p.49）が過ぎると、そろそろ変化を起こすことに着手してみようと思い始めた。変革への期待が高まるくらい信頼が蓄積されている実感はまだなかったが、少しずつでも「変えるべき」と感じたことは変えていきたいと思った。取り組む事柄の大きさや複雑さ、影響力の大きさなどから、「すぐやること」「少し待つこと」「しばらくは待つこと」を見極め、分別し、何から着手するかを適切に判断しようと思った。そのためには、組織を俯瞰する必要があると感じた。「しょうがない（仕方がない）」と思われていたことに、「どうにかしましょう」と対応することが私の役割の一つであると感じた。組織外から来た看護部長だからできることである。

① 時間と労力の無駄遣いだった針刺し事故の報告

　「すぐに何とかしたい」と取り組んだのが、針刺し事故の報告方法の変更である。

　就任当初、何人かのスタッフが針刺し事故報告のために、看護部長室を訪れた。アポイントを取らずに、突撃訪問することが多いため、タイミングが合わず、何度も看護部長室に足を運ぶことになったスタッフもいた。病院の構造上、看護部長室がある外来棟と病室がある病棟は長ーい渡り廊下でつながなくてはいけないほど離れており、何度も行き来するスタッフが気の毒だった。どうしてこんな時間も労力も無駄にするような方法をとっているのか率直に疑問に思った。

　多くの施設で、針刺し事故の報告は、簡便にシステマティックに行われている印象があり、看護部長にわざわざハンコをもらいに来るという

方法は、随分アナログで古めかしいと感じた。

　せっかくスタッフが看護部長室を訪れてくれたので、部署での状況の確認や、再発防止に向けた対策立案等について尋ねてみた。しかし、ほとんどの人が「ハンコをもらいに来ただけなので」といった感じであり、部署で検討されている様子はうかがえなかった。「針刺しをしたら、看護部長室に行き、所属長欄にハンコをもらって書類を提出する」という手順に従っているだけであり、報告というよりは「看護部長室に行く」ということが、懲罰的な意味合いを持っているようにさえ感じた。

　針刺し事故は、医療事故と同様に、個人を責めるのではなく、組織的なアプローチをして再発防止を図るべきである。感染管理認定看護師（ICN）とも話し、報告書の「所属長」は看護師長とし、スタッフから看護部長への報告は不要とした。特別な事項がある場合は、看護師長もしくはICNから看護部長に報告してもらうこととした。

② 夜勤の看護師が煩わされる駐車料金の手続き

看護師長Hからの訴え

　ある日、看護師長のHと面談をした時、「もう一つ相談していいですか」と切り出された。病棟における面会手続きが大変で、特に夕方から面会終了時間までの対応に夜勤の看護師が煩わされているという。

　さらに詳しく聞いてみると、煩わされているのは面会者の駐車料金の割引に関する手続きだった。

　車社会の浜松では、来院者の多くは自家用車を使っている。出庫時には駐車した時間に応じて駐車料金を支払うことになるが、患者の面会に訪れた家族は割引の対象となる。割引を得るための手順は、①面会に訪れた人が患者の家族であることを申告する、②病棟の職員が所定の用紙に確認したことの証としてサインをする、③家族が窓口に書類を提出し割引券を得る、となっていた。日中は病棟クラークが対応してくれるが、

日勤終了後は夜勤の看護師が対応することになる。

　ただでさえ、夜勤者にとって、消灯までの間は、時間と闘いながら行うことがたくさんあり、目まぐるしく過ぎていく時間帯である。その間に、面会者の確認と手書きの書類を作成することは、業務をより煩雑にするであろうことは容易に想像できた。

仕方なく引き受けた業務

　話を聞き、「何でそんなことを看護師が請け負っているのか」と感じ、そのいきさつも含め、副看護部長に確認してみた。

　現在の管理方法になったのは、数年前に駐車場の管理を外部委託にしてからだった。

　院内で管理方法や担当者について話し合った際に、「家族確認をどこで誰がするか」の議論になったが、誰も引き受けてくれなかったので「仕方なく」看護部が引き受けたそうだ。副看護部長は「仕方なかったんですよ」という言葉を繰り返しながら事情を説明してくれた。

　新しいシステムを前に進めるための、苦渋の選択であったことは推察できたが、このままこの業務を病棟の看護師が行い続けることは看過できないと思った。

あちこちの病棟でつくられていたローカルルール

　そして、もう一つ、私が看過できないと思うことがあった。それは、Ｈがこのことを私に直談判しようと決意したいきさつに関連する。

　面会者が家族であることを確認し、書類を作成することは、どの病棟でも忌み嫌われる作業だった。そこで、ある病棟では、毎日面会に来る必要がある家族には、事前にサインをした確認用紙の束を渡していた。また、別の病棟では、家族であるかは確認せず、全ての面会者に書類を渡していた。このように、この作業を簡略化するための「ローカルルール」があちこちでつくられていた。

　そして、ある日、別の病棟からＨの病棟に転棟してきた患者の面会者

が、「なぜ、前の病棟と同じ対応をしてくれないのか」と激怒し、対応に苦慮したのだそうだ。

「ルールどおりにやっている自分たちがなぜ怒られなければいけないのか」という理不尽への怒りがHを直談判に走らせた。私もHと同じ気持ちだった。ルールを変えたいのであれば、問題提起し、議論して変えていけばよいのであり、勝手にローカルルールをつくり、自分たち（特定の部署）だけがよい顔をするということは、組織としてあってはならないことである。

今回は駐車券についての限定的な話であるが、管理者の意思決定や組織運営がこのような判断基準のもとに行われていることは、組織として由々しき事態であると感じた。

「どうにもならない」という壁を崩す

粘り強い交渉の末、最終的には、入院手続きの際に、家族へ駐車料金割引のための証明書を事務から発行することになった。

この件に関しては、看護部内の「仕方がないことだから、絶対に変わらないですよ」という壁が高かったように思う。しかし、その壁に穴をあけ、事務部との交渉を始めると、思ったよりもすんなりと進んだ印象だった。

もちろん、中心になって進めてくれたのは、担当の副看護部長である。「しょうがない」「どうにもならない」という壁を崩し、最初の一歩を踏み出せるように背中を押すことが私の役割であると再認識した。

ホランダーは、「リーダーシップとは、リーダーたる人物が一人で占有する持ち物ではなく、みんなで創り出す社会現象なのである」と述べている（p.54）。

リーダーによる信頼の蓄積、すなわちリーダーとして信頼されることによって、メンバーの中に変革に対する承認が生まれると同時に変革への期待も生まれる。承認を受けた先には、期待を裏切らないように前に

進み続ける必要がある。

4 看護部長としてのメッセージの発信

　看護部長の大切な役割の一つに、院内外へのメッセージの発信がある。
　会合や式典などにおけるスピーチの他に、さまざまな媒体における「広報」の意味合いが強い発信が多い。看護部長として伝えたい内容は一貫しているが、媒体や読者、発信の目的によって、用いる言葉や言い回しを変えるようにした。また、字数が限られていることも多いので、読者、目的に応じて、最もインパクトを与えることができる内容について優先度をつけて選択するようにした。

1 病院の広報誌

　就任してすぐに執筆依頼があったのが、「はんだやまの風」の原稿だ。「はんだやまの風」は浜松医大病院の広報誌であり、年4回春夏秋冬の季節ごとに発行される。各回2,000部程度発行され、職員だけでなく、近隣の保健医療福祉施設等、1,200ヵ所あまりに配布されている。また、ホームページ上で公開されているため、関係者だけでなく多くの人の目に触れる可能性がある。

　過去の発行号を見てみると、新任の教授や、病院長、副病院長や各部門のトップが交代した際に紹介されていた。A4判の1ページが私に与えられたスペースであり、顔写真と1,000文字前後の原稿の執筆依頼があった。

臨床家であることをアピールした自己紹介

　過去の原稿に倣って、まずは出身地や前職はどこで何をしていたかと

いう自己紹介をした。出身地が愛知県岡崎市であることは、浜松市とつながりが強い徳川家康公の話を出すことで興味を持ってもらえるように書いた。

経歴については、私としては「臨床家」であることをアピールしたいと思った。文字数は限られており、これまでの経験を長々と書く訳にはいかないので、直近で「GRMをしていた」とすることで、「臨床のことをわかっている」と考えてもらえればいいなと思った。

年齢（世代）については、読者は興味があるかと思ったが、はっきりと数字を書くのはインパクトが強すぎるかと思い、新入職者への挨拶と同様に、「看護師としての人生が始まった年に『平成』になり、『令和』になる年に、副病院長／看護部長として新たに歩み始めることになった」という表現でやんわり紹介した。

看護部長としての決意表明

自己紹介の後には、「浜松医科大学の伝統と私のこれまでの経験を融合させることで、さらに組織を活性化できればと考えております」と、私が目指していることを書いた。そして、医療・看護は一つのサービスビジネスであり、顧客の満足がどこにあるのか知り、「自分が何をしたいのか」ではなく、「何を求められているのか、何をしたら満足してもらえるのか」ということを考え行動する必要があると考えていることを記した。

そして、これまでの浜松医大病院の実績を評価した上で、「素晴らしい伝統や業績を引き継ぎ、これからも顧客の期待に応えられるよう体制を整えていきたい」と決意表明した。さらに、自分自身のミッションについて、「院内最大の集団である看護部をより機能的かつ機動性のある動きができる組織にすることで、チーム医療の推進に寄与し、提供する医療・看護の質や患者サービスを向上させること」であると述べた。

最後に、広報誌のタイトル「はんだやまの風」に合わせて、「皆様に、少しでも爽やかで心地よいと感じていただける新しい風を、半田山に吹かせることができるよう努力して参ります」という表現で締めた。半田

山は住所にもなっている病院の所在地である。

② 看護部のホームページ

　看護部のホームページ（HP）上のメッセージは、就任したらできるだけ早い時期に更新したいと考えていた。

　HPに掲載する記事の編集は、看護部の担当者が自ら行えるようになっているため、タイムリーに掲載、更新することができる。これまでにも看護部のHPを担当したことがあり、他施設のHPはよく偵察をしつつ、よいものは参考にしていた。

　大学の教員をしている知人から、学生が就職先を決める際に最も参考にしているのは看護部のHPであり、学生は情報収集だけでなく、HPの構成や内容から病院、看護部を評価しているという話も聞いていた。私自身も、知らない病院や看護部に関する情報収集をする際に、HPのつくりやセンスから、何となくではあるが、その病院の姿勢や文化を評価することがある。それ故に、HPは重要視している。

病院トップページからワンクリックで

　構成や内容、デザインなどはもちろん重要だが、看護部の担当としてこれだけは絶対にすると心がけていたことが二つある。

　一つは看護部のページに簡単にアクセスできるように、病院のトップページにワンクリックで看護部のページへ飛ぶボタンをつくってもらうことだ。看護部のページへのアクセスのしやすさは、その病院において看護部がどの程度重要視されているかに比例していると、私は考えている。

　私だけでなく、多くの人はそう評価しているのではないかと思い、自分が携わるHPでは看護部のボタンを病院トップページにつくるよう働きかけている。

情報更新は速やかに

　もう一つ心がけていることは、人事が変わった時にはできるだけ早く、ページを更新することである。

　他施設で病院長や看護部長が変わったというウワサを聞くと、すぐにHPをチェックしてみる。いち早くページが更新され、新任のトップが微笑む写真を見かけると、「さすがは○○病院」と思う。逆に就任からずいぶん経つのに、ずっと前任者のままになっていたりすると、感性の鈍さのようなものを感じて幻滅してしまい、その組織に対する評価と信頼が自分の中で失墜していく感覚がある。また、新任者が知り合いだった時は、あまりにもページが更新されないと、「歓迎されていないのだろうか」といらぬ心配をしてしまったりする。

　そんな風に感じる人は少ないのかもしれないが、HPを担当していた時は、3月中から準備を進め、4月1日にページを更新することを目標としていた。それは、外部に向けては看護部の感性の鋭さと組織力のアピールであり、新任者に対しては歓迎のメッセージになるのではないかと思っていた。

　現在の浜松医大病院HPの看護部長メッセージにある私の写真は、4月1日に撮影したものである。恩師や元上司、知人にいただいた胡蝶蘭の前で、（看護部長として）初々しく微笑んでいる。

　私から「HPはできるだけ早く更新しましょう」と言ったかもしれないが、担当の副看護部長もそのつもりでいてくれたようで、あうんの呼吸で更新が急ピッチに進められた。「ということは、私は一応歓迎してもらえているのかな」と、内心ほっとひと安心した。

看護部長のメッセージは端的に

　HPにおける看護部長のメッセージは「長々載せる派」もいるが、私はどちらかというと、看護部のHP本体を見てもらう前の入り口だと捉えており、長くせず、端的な文章にしたいと思った。

短い文章の中に部長としての信念が感じられ、わくわくした気持ちで看護部のHPを掘り下げたくなるような内容にできればと思った。とはいえ、就任の混乱の中で、右も左もわからないまま書いたので、病院の機能やその中での看護部の役割、そして、理念の実現に向けて……といった内容に落ち着いてしまった。

　最後の「（看護部理念のもと）メンバーそれぞれが必要な時に自らの強みや専門性を活かしてリーダーシップを発揮できる組織を目指します」という一文だけに、何とか自分らしさを入れ込んだ。

　後に、文章を更新しようと思ったこともあったが、「これはこれで、新任の時の初々しさを忘れないということでいいか」と思い、今のところそのままにしている。しかるべきタイミングで、看護部長としての経験と重みを感じられる写真とメッセージに更新したいと考えている。

③　急ごしらえのパンフレット

　これまでにメッセージを発信してきた中で、一つ後悔がある。次に同じような機会があったら、この後悔を活かしたいと思っている。

　看護部のパンフレットに掲載した写真は、前述のとおり、着任前の3月に引き継ぎがあった際に、看護部長としての「初仕事」として撮影したものだ。

　4月初旬に行われる就職説明会に間に合わせたいという事情があったため、このスケジュールとなったが、それ故に、メッセージは前任の看護部長が書いたものをそのままに、写真だけをすげ替える形になってしまった。

　その時点では、特に何も思うことはなかった……というか、こだわる余裕もない時期だった。

　しかし、できあがったパンフレットを見ると、他の人が書いた文章が自分の名前で掲載され、その横に自分の写真があることに、違和感と居心地の悪さのようなものを感じた。

もちろん、前任の看護部長もそのことは了承していたので「盗用」ではないし、内容も恐らく私が書くよりも看護部長のメッセージとしてふさわしいものであったと思う。しかも、パンフレットを見て、私が書いたものではないと気づく人はいないのかもしれない。

　とはいえ、もし今後、同じような機会があったとしたら、どんなに拙い内容になってしまったとしても、自分の言葉、文章でメッセージは書きたい、伝えたいと思っている。

　自分自身がもやもやした気持ちにならないために、そして、たとえ出版物の中であっても、真っ直ぐに、誠実にメッセージを伝えたいと思うからである。

　後日談であるが、次年度のパンフレットでは、予算の都合で写真は新しくできなかったが、挨拶の文章は書き換えた。病院の理念に基づいた運営方針など、内容を変えなかった部分も、語尾や言い回しなど、自分がしっくりくる表現に書き換えた。さらに、私のカラーが少しでも出せるように書き換えたり、書き加えたりした部分もある。

　母に新しいパンフレットを見せたところ、「写真も新しくしてもらえばよかったのに」と文句を言いながらも、文章を読み、「前より、今度の方がいいね」と言った。母は病院や看護などを知っているわけではないので、内容はよくわかっていなかったと思うが、きっと私らしい文章になったことで、読んだ母もしっくりきたのかなと思った。やはり、メッセージは、どのような内容であろうと、たとえ短くても、その時の思いを写真の本人が綴るべきであると再認識した。

④　新入職者の家族に向けたメッセージ

　③までは、多数に向けたメッセージの発信であるが、看護部長として個人に対するメッセージ発信に取り組んだのが、新入職者の家族に向けたはがきの送付だ。

新人看護師の家族の信頼を得る

　看護界においては、新人看護職の早期離職が社会的な問題となったことがあり、そのことが、新人看護職員研修ガイドラインの作成や研修の努力義務化につながった。

　各施設が新人の早期離職を阻むため、さまざまな工夫を行い、社会全体として状況は改善してきているように思う。

　看護部長をしているある知人は、離職に至らないようにサポートしていく上で家族の支えが重要だと考え、入職前に内定者の親（家族）を対象に説明会を行っていると言っていた。子どもが初めて社会人になることに、親も不安を抱えていることが多いので、そういった不安を解消し、「安心して子どもを任せられる」という信頼感を持ってもらうことは、新人職員に対するその後のサポート体制を構築する上で、とても有用であるとのことだった。

　その話がとても印象に残っていたので、同様の機会を持つかどうかについては後々検討するとして、何か新人職員の家族に向けたメッセージの発信はできないものかと考えていた。

新人職員の家族に送る手書きのはがき

　浜松医大病院看護部では私が着任する前から、新人職員の家族に暑中見舞いを送っていた。

　個別にはがきを送ること自体意味があるが、もう少し、メッセージ性というか気持ちを込められないかと考えた（自己満足かもしれないが……）。そこで思いついたのが手書きのメッセージだ。看護部長、所属部署の看護師長、そして本人がはがき裏面にメッセージを書き、家族に送るというものだ。

　手書きのはがきなんて、古くさいかもしれないが、現代では親（家族）に手紙を書く機会は減っているだろうから、安心と同時に喜んでもらえるのではないかと思った。まずは、私がはがきの上側3分の1くらいに

「一生懸命がんばる○○さんの姿から、患者さんもチームメンバーも元気と優しい気持ちをもらっています！」といったメッセージを書き、看護師長に渡す。看護師長がメッセージを書くと、新人職員に渡し、メッセージと送りたい家族の住所と名前を宛名欄に書いた後提出してもらい、看護部事務から一括送付した。

気持ちを込めて書く

　短文であっても、100枚近いはがきに手書きのメッセージを書くことは、かなりの気力と労力を要した。本来なら、一人ひとりオリジナルなメッセージを書きたいところだが、そこは看護師長に任せ、職員の名前を書いて個別性を出すことと、一文字一文字に気持ちを込めることに集中した。美しい文字や味がある文字は書けないが、美しくなくても丁寧に書くことを心がけた。

　送付前に提出されたはがきを見せてもらったが、看護師長のコメントから新人の個性を尊重し温かく見守っている様子が見えたり、本人のコメントから日々奮闘している様子や、親子関係が垣間見えたりして、とても微笑ましく、温かい気持ちになった。何人かのご家族から、お礼の返信もいただき、気持ちは伝わったのかなと思えた。

　このような取り組みにより、家族に安心していただくと同時に信頼関係を構築すること、そして、職員を支えていく協力体制につながっていけばよいと思う。

　これからも看護部長としてさまざまなメッセージを発信する機会があると思うが、「誰に、何を伝えなければいけないのか」「どのような方法が伝わりやすく、そして印象に残るのか」ということを常に考えること、そして何より、自分の言葉で伝えること、そして、自分らしさをメッセージに込めることを忘れないようにしていきたい。

第**4**章

新任看護部長の秋（10〜12月）

I　病院機能評価の受審

　当院は 2019 年 6 月に病院機能評価を受審した。

　病院機能評価とは、一言で言えば「病院の質改善活動を支援するツール」である。

　日本医療機能評価機構[1] は、病院の質改善活動を支援することを目的に、組織全体の運営管理および提供される医療について、中立的、科学的・専門的な見地から評価を行い、フィードバックしている。

　評価項目は、1 領域「患者中心の医療の推進」、2 領域「良質な医療の実践 1」、3 領域「良質な医療の実践 2」、4 領域「理念達成に向けた組織運営」という 4 つの評価対象領域から構成され、病院組織全体の運営管理および提供される医療について、「診療管理」「看護管理」「事務管理」の 3 つの専門領域の「サーベイヤー (評価調査者)」が評価を行う。

　各項目は、S「秀でている」、A「適切に行われている」、B「一定の水準に達している」、C「一定の水準に達していない」の 4 段階で評価される。

　受審から概ね 6〜8 週間後に「中間的な結果報告」として評価がフィードバックされ、全ての項目が B 評価以上であれば、そこから概ね 2 ヵ月後に最終結果が通知され、「認定病院」となる。

　しかし、「中間的な結果報告」の際に、C 評価を受けた項目がある場合は、補充的な審査を受ける必要が生じる。「一定の水準に達していない」と指摘された内容が、早期に改善可能であれば、改善の結果を評価機構に報告し、指摘された事項が「B（一定の水準に達している）評価」以上となれば、認定となる。指摘内容が、問題の重要性・改善の緊急性が高い「改善要望事項」とされた場合は、「条件付認定」または「認定留保」となる。

　当院にフィードバックされた「中間的な結果報告」では、10 個以上の

C評価項目があり、その中には「改善要望項目」がいくつかあった。その一つが「1.1.6 臨床における倫理的課題について継続的に取り組んでいる」という項目である。

この項目では、臨床倫理に関する課題を病院として検討する仕組みがあり、主要な倫理的課題について方針・考え方を定めて、解決に向けた取り組みが継続的になされていることが評価される。

具体的な評価要素は、「主要な倫理的課題についての方針」「倫理的な課題を共有・検討する場の確保」「倫理的課題についての継続的な取り組み」である。

① 課せられた改善

当院の課題とされた指摘内容は次のとおりである。

「診療倫理委員会では、審査対象の臨床倫理に関する検討実績が見えず、主に薬剤の適応外使用についての審査が、年間に約30例行われている。主要な倫理的課題については、宗教的輸血拒否のマニュアルが医療安全マニュアルに定められているのみであり、その他の主要な倫理的課題における病院としての方針が作成されていない。看護部における倫理研修や倫理カンファレンスは実施されているが、困難事例における倫理的な相談依頼方法は未整備であり、実践事例はない。医療現場で発生する倫理的課題を共有し、検討する組織的な体制が有効に働くような仕組みが必要である。そのために、病院としての方針を定め、倫理的な審査対象を臨床現場へ周知し、依頼方法などを早急に整備するような取り組みが求められる。」

② ワーキング・グループの設置

病院機能評価の指摘を受けて、「倫理的課題を共有し、検討する組織的な体制」の構築に向けたワーキング・グループ（WG）を設置すること

になった。

WGの責任者に任命される

　ある日、病院長に呼ばれ、そのWGの責任者になってほしいと言われた。

　看護部長というより、初めての「副病院長」としての指名であると感じた。役割を任せて私の自覚と成長を促そうとしているのか、はたまた、ここまで数ヵ月の仕事ぶりを評価し、「任せて大丈夫」と信頼してもらえたのか……、大役だったが、どちらにしてもうれしいことであり、何より院内の倫理的課題への組織的な体制整備は、病院として最重要案件であると考えていたので、心してかかろうと思った。

WGのメンバーを選ぶ

　病院長と話し合い、WGのメンバーには、医療安全管理室に所属する専従GRMの医師S、質管理担当の副看護部長I、大学に所属する専門看護師H、医療安全管理室に所属する事務職員Oを指名した。

　それまでは、いわゆる臨床倫理を取り扱う公式な場がなかったため、医療安全管理室が相談の窓口となり、一部の倫理に関わるマニュアルを作成していたことから、SとOが選出された。Iは看護部内だけでなく、地域の倫理ネットワークでも活動をしていたこと、また、Hについては、他施設で倫理コンサルテーション活動や倫理教育に携わっていたことから、メンバーに加わってもらった。

WGに課されたミッション

　当時は、研究に関する倫理審査は、大学に設置された「臨床研究倫理委員会」が行っており、病院内で倫理的な問題・課題が発生した場合は、「診療倫理委員会」が対応するという体制になっていた。

　しかしながら、機能評価での指摘にもあったように、実際に「診療倫理委員会」で対応していたのは、薬剤の適応外使用がほとんどであり、い

わゆる臨床の倫理的な問題については、それぞれの現場で対応している状況だった。

WGに課されたミッションは、「医療現場で発生する倫理的課題を共有し、検討する組織的な体制が有効に働くような仕組み」を構築することである。

関連する書籍や文献、他院での体制等を参考にしながら、当院での体制構築を検討していった。

WGのメンバーとは面識があったので、会の運営や話し合いの進行もとてもスムーズに進んだ。

③ 「長」としての振る舞いができていなかった

しかし、このWGでの活動を通して、私自身が最も考えさせられたのは、活動における「長」としての振る舞いだった。

看護管理者の中には、「私がやらねば」「私じゃないと」と、何でも自分でしてしまうタイプの人も多い。私自身は、それでは部下が育たないと思い、自分でした方が早いと思うことでも、部下が自ら動いて、手を下し、解決できるようにアドバイスしてきたつもりだ。

それ故に、自分は「立場をわきまえ、他者に仕事を任せられる人」であると思い込んでいた。が、しかし、実はそうではなかったことに、WGの活動を通して気づかされた。

思い返してみると、日常の業務においては、部下との間で前述のような関わりができていたが、新たな企画やプロジェクトを立ち上げる時は、自分で動いてしまっていることに気づいた。

これまでのように、副看護部長として、看護部内のプロジェクトに関わっていたなら、それでもよかったかもしれないが、今回のような院内のプロジェクトにおいては、特に事務担当のOとの間にコンフリクト（軋轢）が生じた。コンフリクトというよりは、恐らく、一方的に私がOを混乱させることになっていた、いや、単純にOの邪魔をしていたかも

しれない。

　その原因は、行き当たりばったりの私の進め方にあったと思う。「何となく関連する資料を提示して、話し合いの中で意見をもらいながら、まとめていけばいいだろう」としっかりとした計画を立てないまま会議に臨んでいたので、申し訳ない気持ちが先行して、Oに資料準備などを依頼できないでいた。気が利くOは、私が何も言わなくても資料を準備してくれていることもあり、その結果、私とOが同じ資料を準備していたこともあった。

　何回か会議を行う中で、この状況と、これまでの自分の傾向に気づき、行動を改めなければいけないと思った。私は「長」としての振る舞いができていなかったことに気づいた。

④　かつて不快感を抱いた振る舞い

　そんなことを考えていた時に、執行部会議での副病院長Mの振る舞いを思い出した。

　詳細は覚えていないが、Mが生じている問題とその対応について話した後、「そのような方向性でよいですか」と病院長に尋ねた。病院長からOKが出ると、Mはおもむろに、「じゃ、○○さん（事務系課長）、その方向でよろしく」と言った。話しぶり、話の流れから、M自らが直接手を下す（動く）と思い込んでいた私は、その言葉を聞いて、「すごいキラーパス！」「丸投げ？」と驚いた。あまりよくない意味で、「やはり、医師は違うな」と思っていた。

　しかし、今思えば、あれこそが長（責任者）の振る舞い方ではないかと気づいた（パスを受けた課長も「当然」という表情だった）。

　自分が責任を持つ仕事に問題が生じれば、その解決に向けた道筋をきちんとつけ、上司の承認を得た上で、担当者へ具体的な行動を指示する。そして、恐らくこの先Mは、対応に関して報告を受け、結果に責任を持つ。想定した結果が得られるように、必要があれば、新たな方略を講じ、

自ら介入するかもしれない。

　これは、「長」にある者と、事務方の役割分担であり、それを私は勝手に「主従関係」のように見て、不快感を抱いていただけかもしれないと気づいた。

⑤　自身の振る舞いを振り返る

　何を任され、どのような成果を出さなければいけないのか、そして、そこにどのような道筋、手順で進んでいくのかを明確に思い描き、それを言語化して周囲に伝えていく力が自分には欠けていた。また、思い描いたことに自信と確信がないから、言語化して周囲に伝えられない、もっと言えば、自信がないから、自分ですれば許してもらえるかも、という甘さも自分の中にあったのかもしれない。

　そういう目で、看護部長としての自分の振る舞いを振り返ってみると、まだまだその役割を持つ人に仕事の依頼をせずに、自ら動いてしまっていた部分があることに気づいた。看護部の「長」としての振る舞いを再考する必要があると感じた。

　現在では、①自分と同等、もしくはそれ以上の職位の人との調整・交渉が必要な時、②看護部門の長として何かを謝罪する必要がある時、③看護部長が直接行う（顔を見せる）ことが何らかの効果を生み出す時、以外は「長」としての振る舞い意識し、自ら動かず、まずは調整や準備を副看護部長に依頼している。

　そのためには、調整や準備をしてくれる相手に、しようとしていることの趣旨や目的を理解してもらう必要があり、看護部長としての私の考えや目指す方向性などを共有する機会にもなった。依頼される側の副看護部長も、看護部長が自ら動いているのを横目で見ているよりは、調整や準備を任されてしまった方が、明らかに仕事がしやすそうだった。長が長らしく振る舞うことは、健全な組織運営につながるのだと気づいた。

⑥　臨床倫理委員会の委員長に就任

　「臨床倫理WG」の活動は順調に進み、翌年から臨床倫理委員会が立ち上がることが決定した。また、WGで活動したメンバーが中心となって、臨床倫理コンサルテーションチームが活動を開始することになった。そして、初代の臨床倫理委員会委員長には私が就任することとなった。現場で発生する倫理的課題への対応が促進されるように、心して委員長として振る舞おうと心に誓ったのだった。

【引用文献】
1）日本医療機能評価機構ホームページ．
　　https://www.jq-hyouka.jcqhc.or.jp/accreditation/outline/

2　人脈をつくる

① 　大学院での出会い

　大学院に在学中、「大学院では学問を追究することはもちろんのこと、人脈をつくることも大切である」と周囲の人によく言われた。
　「人脈」という言葉は、政界や経済界における人間関係というイメージであり、「大学院における人脈づくり」が何を意味するのかよくわからなかった。
　当時の私には、どうしても人脈をつくらなければという、差し迫った理由もなかったので、特に意識せずに学生生活を送っていた。それでもフルタイムの学生として過ごした2年間で、多くの学びを得るとともに、たくさんの教員、大学院生と親交を深めることができた。

大学院には「ラウンジ」と呼ばれる場所があり、院生はそこで休憩をしたり、雑談をしたりしていた。ラウンジにいると、同級生だけでなく、違う学年、自分の専攻とは違う領域の院生と知り合う機会があり、自分の知らない専門領域の話や、大学院生活攻略のためのちょっとしたコツなどを聞くことができた。

大学院修了後も、ともに学んだ同級生とは、友人としての交流が続いた。また、大学院の恩師からは、研修講師や委員会や検討会のメンバーなど、折に触れ、さまざまな機会を与えてもらった。中には、「私にできるだろうか」と思うようなものもあったが、怯まずチャレンジすることで、少しずつ自分の中のレパートリーが増え、自信につながっていったように思う。大学院に進学したことで、臨床での実践に活かせるさまざまな学びを得ただけでなく、自分の世界が広がった、広げてもらえたという感覚を持っている。

② 「人脈」とは呼びたくない交友関係

看護部長として着任した初日に、恩師や前の職場の上司、看護部長をしている知人らが、お祝いの胡蝶蘭を贈ってくれた。部屋の中が華やかになり、また花が応援してくれているような感覚があり、見るたびに力が湧いた。

副看護部長たちが、花を贈ってくれた面々を見て、「すごい人脈ですね」と言った。その後も、知人が書いた雑誌の記事を見かけたり、知人が研修の講師をすると知った時に、「（この人とは）友達です」「知り合いです」と話すと、「人脈がすごいですね」と言われた。そう言われるたびに、自分の中では違和感があった。

私の中での「人脈」というのは、「仕事等で自分が何らかの利益を得るために、故意につくった人間関係」というあまりよくないイメージだった。「人脈」と言われた人たちとは、利害を考えず親交を深める中で関係性ができたのだという思いがあった。「友達が活躍して、偉くなった」「が

んばって、活躍している友達がいる」という感覚だ。そんなにこだわることではないのかもしれないが、人見知りで、人付き合いが得意ではないが故に気になってしまうのかもしれない。

余談であるが、SNS上の「友達」も何となく、本当に友達と言えるような交流がある人でないと追加できない。もっと気軽に捉えればよいのに、と思いながらも、それをできない性がある。

③ 看護部長としての「人脈」

しかし、看護部長となった今、役職にふさわしい「人脈」をつくる必要性を感じている。大学内、病院内はもちろんのこと、地域の教育機関や施設、行政など、いざという時に協力体制が組めるような関係性をつくっていく必要がある。「人脈」をどのように築くのか、具体的に教えてもらったことはないが、まずはとにかく顔を覚えてもらう（顔を売る）ところから始めようと思った。

地域で顔を売る

浜松市内には、当院を含めて7つの総合病院があり、その病院の看護部長は定期的に「看護部長会」を開催している。私の前任の看護部長が立ち上げた会である。市内の看護部長とは、この会を通じて、顔見知りになり、さまざまな情報を得ることもできた。

「看護部長会」の他にも、静岡県看護協会の地区支部が主催する会や、その他、地域の施設が開催する催しにはできる限り参加し、顔を売ることに努めた。地区の教育機関には、入学式への列席等で自己紹介できたが、実習の調整会議等にも積極的に出席して、教員の方々に顔を知ってもらうようにした。

当時の病院長も、「人脈づくりは大切である」と考えており、地区の別法人の関係者Mらを紹介してくれた。Mにはその後、仕事上でもお世話になったが、見知らぬ土地に一人やってきた私を気にかけ、地元の名

所を案内してくれるなど、プライベートでの交流もしてもらった。また、Mの元同僚であり、当院の病院長の外来に通院するNは、受診日にときどき看護部長室を訪れ、声をかけてくれている。

旧交を温める中で得た収穫

　学内、そして、近隣では前述のような地道な活動をコツコツと続けていこうと決めたが、その他に何かできることはないかと考えた。知らないところを飛び込みで回る勇気はなかったので、知り合いがいる大学に挨拶回りをしようと思い立った。

　まず、訪ねたのは私が短大生の時にお世話になった恩師Kだ。学生当時、Kは主任をしていた病院を辞め、教員になったばかりだった。実習の際にいつも帯同してくれたが、少し前まで臨床で看護師として活躍していたこともあり、実習先の医師、看護師からも一目置かれていた。就職先の同僚の一人は、他校の学生でありながら、「実習の時、K先生にお世話になった」と言っていた。

　受け持ち患者について、いつも有益なアドバイスをくれただけでなく、新しいケアを提案してくれるなど、とてもお世話になり、強く印象に残っている教員の一人だった。

　卒業後、かなり年数が経ってから学会でお目にかかった際も、私や実習グループの仲間が受け持った患者のことを覚えていて、その話をしてくれるなど、こんな先生に基礎教育で携わってもらえてよかったと思える人だ。その後も何度か、仕事についての連絡を取ったが、最後に会ってから、かなりの月日が経っていた。

　Kは愛知県内の看護系私立大学の学長になっていた。メールで連絡をとり、看護部長になったことを伝えると、とても喜んでくれた。そして、アポイントを取り、Kの大学を訪ねた。近況報告をし、昔話に花を咲かせ、楽しいひとときを過ごすことができた。

　旧交を温めることができただけでも大満足だったが、私の訪問の趣旨を理解していた（と思われる）Kは、新しく着任した看護管理学の教授

のＭを私に紹介してくれた。Ｍは前職で国立大学病院の看護部長をしており、ここにも不思議な縁を感じた。Ｍからは、ぜひ看護管理に興味を持っている、学びたいと思っている職員がいたら、大学院への進学を勧めてほしいと依頼された。看護部トップを経験した教授から看護管理を学べるところがこんなに近くにある……この情報は、私にとって大きな収穫だった。

　次に訪ねたのは、修士課程で同級生だったＯとＮが勤務する静岡県内の大学だ。Ｏは看護学部長を務め、Ｎは同大学の准教授になっている。Ｎとは大学院修了後に何度か会っていたが、Ｏとは修了以来の再会だった。

　ここでも、ひとしきり昔話に花を咲かせ、旧交を温めた。卒業生が当院に就職している県内の大学だったので、「もっと卒業生が就職してもらえるように、当院をアピールする機会があったらぜひよろしく」と営業活動もしっかりしておいた。また、ＯとＮは、看護学研究科長を私に紹介してくれた。科長からは、「教員、院生の研究協力をぜひよろしく」と依頼された。

　これらの活動がこれからどのように「人脈」につながるのか、はたまたつながらないのか、全く想像がつかないが、自らが動くことによって交流や交遊は広がっていくと感じる。

　きっかけがどうであるとか、どのように築いた関係性かとか、あまり深く考えることなく、フットワークよく動いて、看護部のトップとして顔を売りながら、その役割を果たす活動をしていけば、知らず知らずのうちに「人脈」ができていくのかもしれない……と信じて、地道な活動をコツコツと続けていこうと思った。

3　人事評価と処遇

① ずっと心に引っかかっていたこと

看護師Sが抱いていた不満

　看護師長をしていた時に、面談でスタッフと話したことでずっと心に引っかかっていることがある。

　看護師Sはとても要領よく仕事が片づけられるタイプであり、いつも誰よりも早く自分の仕事を終え、他者の残務を手伝い、超過勤務も少なく退勤していた。面談の際にSは、同僚Kの話をした。Kは要領がよいとは言えないタイプで、割り当てられた仕事をするのにとても時間がかかっていた。S曰く、「Kは仕事をするのがとても遅く、いつも私は自分の仕事を終えるとKの仕事を手伝っている。仕事量で言えば、私はKの3倍くらい働いていると思っている。しかし、私は仕事を早く終えるので超過勤務が少なく、Kは勤務時間外に記録などをして、たくさんの超過勤務手当をもらっている。これは不公平ではないか」。

　受け持ち患者の看護記録は、受け持ち看護師にしかできず、他者が手伝えない仕事である。そして、看護師はこの「記録」を後回しにすることが多く、時間外の業務の大半を占めている。Sは、「Kは時間外手当をたくさんもらうために、たらたらと仕事をしているように見える」と憤慨していた。

仕事は質か量か

　看護師長の目から見ると、Sは要領がよい反面、自分のペースで仕事を行い、仕事自体も若干雑なところがあった。一方、Kは相手のペースに合わせたり、一つひとつの仕事を丁寧にやっているからこそ、時間が

かかっているようにも見えた。まさに、SとKはタイプが違う看護師というだけで、どちらも長所があり、そして課題もあった。

　Sの話を聞いた時、「仕事は量で評価するのか、質で評価するのか」の難しさと、看護師としての能力や仕事を通しての組織への貢献などに見合った処遇をすることの必要性を強く感じた。

　当時所属していた組織ではそのような処遇をするシステムはなく、能力や仕事ぶりに関係なく働いた時間に応じた賃金を払うことしかできなかった。

人事評価を処遇に結びつける仕組みがなかった

　私たちが新人だった「古い時代」には、「新人は先輩に教えてもらいながら仕事をしている身分であり、一人前になるまでは勤務時間外に働いても手当をもらうものではない」との暗黙の了解があった。

　しかし現代では、看護管理者にも法令遵守の考え方が浸透し、能力に関係なく働いた時間に対し手当を支給しなければいけないという労働基準法に則った考え方が一般化している。

　これについては、仕方ないと思いながらも、S同様に「それでよいのか」という声が看護管理者から、まだまだ聞こえてくるのも事実である。

　Sの訴えを聞いた時に、「この事態を解決できる何かよい手立てはないか」と思い巡らせたが、残念ながら、当時の看護師長の立場でできる改善は思いつかなかった。苦し紛れに、「早く仕事を終わらせて、できた時間を有効に使って、プライベートを充実させよう！人生を豊かにしよう」と言って、何となくお茶を濁してしまった。

　Sもどうにかなることを期待していたわけではなかったのか、私の話に反論することなく聞き入れ、その後も同じようにてきぱきと働いてくれた。私がSにできることは、ねぎらいの言葉をかけることくらいだったが、「ないよりましだろう」とそれまで以上に言葉をかけるようにした。

　その後、管理者として働いていた組織でも、人事評価を処遇に結びつけるようなシステムはなく、Sの言葉は私の心にずっと引っかかってい

た。いつか自分が所属する組織では、能力評価や普段の働きぶりが、きちんと処遇に結びつけられるようにしたいという思いを抱き続けていた。

② 人事評価の方法

私の思いが遂げられる日が突然やってきた。

浜松医大病院では6月、12月の賞与支給の際に、「勤勉手当・勤務成績優良者」を推薦することができる。この推薦には、「特に優秀」という枠と「優秀」という枠があり、それぞれ看護部内で推薦できる人数がその期ごとに割り当てられる。

賞与には期末手当と勤勉手当が含まれるが、成績優良者に選出された者は、この「勤勉手当」が上乗せされる。この勤勉手当においては、通常「良好」と評価され、本給に所定の月数を乗じた金額が支給される。「優秀」に選ばれた者は、「良好」の月数にプラスアルファされた月数での計算となり、「特に優秀」ではさらに月数が加算される。

自らの思いを遂げる

前任の看護部長からは、何も聞いておらず、6月の賞与支給の際に人事課から推薦依頼があり、初めて知った。どのような方法で選出しているのか人事課の担当者に聞いたが、「部門ごと、それぞれのやり方でやっています」とのことだった。それでは……と、副看護部長にこれまでの選出方法を聞いてみた。副看護部長によれば、これまでは看護部長が選出を行っており、どのような方法で行っていたか全く知らないとのことだった。

前任の看護部長に確認してもよかったかもしれないが、Sとのやりとりから引きずっていた「人事評価と処遇」に対する自らの思いを遂げる機会にしようと、一から自分で推薦方法を考えてみた。

360度評価の観点から、全ての職員に推薦してもらう方法も浮かんだが、1ヵ月あまりしかない選考期間で行うには収拾がつかなそうだとい

うこと、評価の視点を統一することが難しそうであることから断念した。

　しかし、各部署隅々まで見てほしいとの思いがあったため、看護師長を推薦者とした。ただし、部署のスタッフの推薦に際しては、ぜひ副看護師長も交えて評価をし、意見を聞いてほしいと話した。さらに、自部署のスタッフだけでなく、研修や委員会等の院内の活動で接点がある全てのスタッフや、同僚の看護師長、上司である副看護部長も評価の対象としてもらった。

　主な推薦者を看護師長としたのは、若かりし日の私と同じように「人事評価と処遇」について、ジレンマを感じている人たちがいるのではないか、その人たちに、もやもやを解消する機会を与えたい、と思ったのが一つの理由だ。

　また、推薦者の選出を看護師長に委ね、形にしてもらうことは、常にそのような視点を持ち、評価への責任を持つという意識づけにつながるのではないかと思ったからだ。そして、看護師長が、部下のパフォーマンスを客観的に評価する視点を持っていることは、部下の動機づけや、ひいては人材育成につながると考えた。

　看護師長会議で選考に関する趣旨説明をした後、院内メールで依頼内容と推薦者提出のためのフォーマットを送った。フォーマットには、推薦者の氏名欄の横に、推薦理由を書く欄をつくった。その欄には「推薦に値すると考える被推薦者の業績を簡潔明瞭に記載してください」との説明をつけた。提出された推薦者の数が、看護部に割り当てられた枠を超えた場合は、推薦理由をもとに看護部管理室（看護部長・副看護部長）で検討し、最終的には看護部長である私が推薦者を決定するという手順とした。

看護師長のとまどい

　概ね私がしようと思っていることの趣旨は伝わり、続々と推薦者の提出があった。

　まだまだ私は、スタッフの名前と顔、どのような人かが結びついてい

なかったので、推薦理由の欄を読んでいると、さまざまな形で組織に貢献してくれている有能なスタッフがたくさんいることがわかり、とてもうれしく、わくわくした気持ちになった。

しかし一方で、看護師長にとっては新しい試みであったので、戸惑っている人もいたようだった。

基本的な評価基準は示していたが、そこに達しているかどうかを判断するのは看護師長なので、評価が厳しく、極端に推薦者の数が少ない部署もあった。また、全く推薦者を提出してこない部署があったので、「推薦したい人はいないか」と尋ねたところ、「スタッフはみんな自分なりにがんばっているので、私には選べません」と回答した看護師長もいた。

その回答にはとても驚いたが、看護師長の気持ちに共感を示しながら、「その中でも特に部署目標の達成に向けてリーダーシップを発揮してくれた人はいないか」「部署の教育において、中心的な役割を果たしてくれた人はいないか」「部署の看護の質向上に向けて、積極的に取り組んでいた人はいないか」など、いくつかの質問をしながらスタッフの活躍をいっしょに振り返っていくと、何となくイメージがついたようで、後日、推薦者のリストを提出してくれた。

正当な評価とは

また、選考を行っていく中で、「このような方法で選んでいると、毎回同じ人が推薦されるケースが出てくるのではないか」とか、12月期の選考の際には、「6月の時と、同じ人を選んでもよいのですか」といった質問もあった。さらには、「2年目のスタッフで推薦したい人がいるが対象にしてよいか」との質問もあった。

これらの質問から、「何となく順番に推薦して、手当が与えられる機会を均等にする」とか、「ある程度の経験年数に達した者を推薦の対象にする」といった考え方、風潮があるのかもしれないなと感じた。

私は、「常に秀でた成果を上げている人がいるなら、毎回選ばれるのが当然であるし、そうあるべきである。また、その際に経験年数にこだわ

らずに、若いスタッフもどんどん推薦してほしい」と答えた。

　評価期間におけるスタッフの実績を客観的に評価して、努力して成果を出しているスタッフ、組織に貢献しているスタッフが正当に評価され、それが手当として渡される……「勤勉手当」はそのようなものにしたいと思った。

選出されたスタッフへのフィードバック

　「特に優秀」「優秀」に選出された者は、賞与の明細とともにその旨が記された書類が人事課から届くが、それとは別に、推薦理由をまとめた一覧を、部署をラウンドしながら看護師長に渡すことにした。

　看護師長には、書類をレターボックスに知らぬ間に入れるのではなく、選出理由をきちんと当該スタッフに対面で伝えることで、ぜひ承認とモチベーションを高める機会にしてほしいと伝えた。一覧を手渡す際には、私が自ら推薦した看護師長には、どのような点を評価したのかを詳細に伝え、感謝とねぎらいの言葉をかけるようにしている。

　いつもクールに業務をこなし、「そんな私が勤勉手当をもらうのは当然」と思っていそうな看護師長（私がもっていた勝手な印象）に評価を伝えたところ、「うれしいです」と涙ぐんだことがあった。

　後に、その看護師長は実は涙もろいのだと聞いたが、それにしても、やはり、普段がんばっている人がきちんと評価されること、そしてその評価をきちんと形にして本人に伝えることは、健全な組織をつくっていく上でとても重要であるということを再認識した出来事だった。

5　動機づけ理論
　～内発的な動機づけと外発的な動機づけ～

　看護管理者の重要な役割の一つに「動機づけ」がある。

　部署やスタッフにとって負担だと思うことを依頼する時、モチベーションを高めるように伝えることは重要だ。「どう伝えるかによって、その人たちのその後の人生が変わってくる」と言っても過言ではないと思う。

　「看護部長が言っているから」「（私も嫌だけど）上司の命令だから仕方ない」と伝えれば、伝える方は「自分の責任ではない」と気持ちが楽になるかもしれないが、伝えられた方はもやもやするだけで納得できない。まずは、「目標咀嚼」して、「何のために」の部分を自分の言葉で伝えることが重要だ。

看護管理者に求められる目標咀嚼

　中原は、経験が浅いマネジャーが直面する 7 つの挑戦課題の 1 つとして、「目標咀嚼」を挙げている。目標咀嚼とは、会社がつくった目標を自分の部下たちに嚙み砕いて説明し、部下たちの納得を得ること、会社の戦略を部門の仕事に落とし込み、部下たちに仕事を割り振っていくことである[1]。

　組織や上司の考えを嚙み砕きながら、自分の言葉で、自分の考えとして伝えること、そして、その際には伝える相手のモチベーションを高める方法を用いることが看護管理者には求められていると思う。

外発的な動機と内発的な動機

　モチベーションには大きく 2 種類ある。「外発的な動機」と「内発的な動機」だ。

　「外発的な動機」とは、給料や昇進、周囲からの評価など、当人の外から与えられるモチベーションだ。一方、「内発的な動機」とは、当人の心の中から湧きあがってくるモチベーションで、仕事のやりがいや楽しさなどを感じることがその典型だ。

人が仕事のモチベーションをどうすれば高められるかについては、多くの研究成果があるが、近年では「内発的な動機」の重要性が主張されている。

　例えば、2011年に発表された論文では、「内発的な動機を強く持つ人の方が、創造的な成果を出しやすい」ことが明らかになっている。

モチベーションとリーダーシップ

　また、モチベーションとリーダーシップの関係については、内発的な動機を高めやすいリーダーが、「トランスフォーメーショナル型」のリーダーである可能性が指摘されている。

　このタイプのリーダーは、①組織のミッションを明確に掲げ、部下の組織に対するロイヤルティーを高める、②事業の将来性や魅力を前向きに表現し、部下のモチベーションを高める、③常に新しい視点を持ち込み、部下のやる気を刺激する、そして④部下一人ひとりと個別に向き合い、その成長を重視する、という4つの資質から構成されている。この4つの資質に基づく行動をとることが、フォロワーのモチベーションを高めることは容易に想像できる。

アンダーマイニング効果

　外発的な報酬が、内発的な動機を低下させることもあれば、高めることもあるというのも興味深い。「外発的な報酬は、内発的な動機づけを低下させる」ことをアンダーマイニング効果と呼び、次のような例がある。「業務を効率化しようと自発的に取り組んでいたある日、効率化したら特別手当が出ると言われ、手当がもらえた。その後、特別手当の制度がなくなり、最初は経験を活かして効率化をしてみようと思っていたのに、手当につながらないなら、自発的には行わなくなった」というケースだ。

エンハンシング効果

　一方で、「まずは他人に褒められたい・評価されたいというモチベーションだったとしても、続けるうちに、その行為自体にやりがいや楽しみを見出して、モチベーションが高められる」

といったように、外発的な報酬が逆に内発的な動機づけを高めることもある。もともと内発的な動機づけが低い場合には、外発的な動機づけがモチベーションを上げる効果があり、この現象はエンハンシング効果と呼ばれている。

動機づけ理論の応用

　モチベーションを高めるためには、内発的な動機づけだけでも、外発的な動機づけだけでもダメであり、状況に応じて、双方をバランスよく行うことが重要なのかもしれない。

　そういう意味では、当院で行っている「勤勉手当」の支給は、手当という外発的な報酬を与えていること、そして、その対象者の選出とフィードバックの過程が、内発的な動機づけにつながっていることからも、動機づけ理論の理にかなった方法だな……と心の中で自画自賛した。

【引用文献】
1）中原淳：駆け出しマネジャーの成長論　7つの挑戦課題を「科学」する，93-96，中公新書ラクレ，2014.

【参考文献】
・入山章栄：ビジネススクールでは学べない世界最先端の経営学，202-213，224-226，日経BP社，2015.
・SMBCビジネスクラブ InfoLounge「内発的動機づけの理論と活用方法　―モチベーション理論とは？（第三回）」.
　https://infolounge.smbcc-businessclub.jp/articles/540
・井部俊子監修，秋山智弥編集：看護管理学習テキスト　第3版　第2巻　看護サービスの質管理 2023年版，69-70，日本看護協会出版会，2023.
・井部俊子監修，勝原裕美子編集：看護管理学習テキスト　第3版　第4巻　組織管理論 2023年版，25-27，日本看護協会出版会，2023.

4 看護管理者の応募と選考方法に関する展望

① 看護管理者の選考とスタッフの主体性

　私がこれまで勤めていた病院では、看護師長と副看護師長は上司の推薦で決められることがほとんどだった。

　特に、副看護師長や主任などのポストが空いた場合は、その部署の看護師長が後任者を選んでいることもあり、選出基準が看護師長によってさまざまで、看護部全体での統一した基準が整っていないと感じることもあった。また、昇任を打診しても躊躇して、断られるケースもあり、候補者がもっと主体的に、積極的な姿勢で看護管理者のポストを獲得するようになるといいなと考えていた。

　そのためには、スタッフの頃から、「看護管理」というものを意識するように働きかけたり、経験に応じて看護管理者の役割の一端を担わせる（経験してもらう）という、上司の継続した関わりが必要ではないかと思っていた。

　近年では、基礎教育において「看護管理学」を学ぶ機会も増えているので、これからの看護管理者の選び方、選ばれ方は変わってくるのかもしれない……いや、私たち、現看護管理者がスタッフの教育的背景、レディネスに合わせて、育成方法や選考方法を変えていかなければいけないのだと思う。

② 看護管理者の選考方法

　看護管理者の選考において、昇格試験や、立候補制（自薦）で行っている病院もあると聞いていたので、看護管理者の選考、昇任についてどうあるべきかがずっと頭の片隅にあった。浜松医大病院でも、かつては

上司の推薦で看護師長、副看護師長を選出していたが、2016年度から立候補制になっている。主体性、積極性が感じられる選出方法にわくわくした。もちろん、自ら手上げする人だけではなく、上司に「やってみないか」と声をかけられ、立候補を決意する人もいるという。

　看護師長選考に関する要項では、以下のような応募資格（条件）が定められていた。

1　応募資格（条件）
　心身ともに健康で、看護業務を円滑に遂行する看護実践能力としての知識・技術・コミュニケーション能力に優れ、看護管理に積極的に取り組む意思や態度を有している者で、次の条件を具備していること。
　1）看護師免許を有する者
　2）副看護師長歴3年以上(および同等の経験を有すると認めるもの)
　3）原則として浜松医科大学医学部附属病院看護部の現任教育ラダーⅢ以上である者
　4）日本看護協会認定看護管理者制度ファーストレベル修了者
　5）3）、4）と同等と認められる者
　6）浜松医科大学医学部附属病院看護部に看護師または助産師として引き続き勤務する予定の者
　7）夜勤が可能である者
　8）業務成績、研修会や学会参加状況が良好の者
　9）研究業績が一つ以上ある者（共同研究も含む）が望ましい
　10）自薦の場合は看護師長の推薦があること
　11）他薦の場合は看護師長の推薦があり、本人の同意があること

　翌年度に向けては、退職者や組織再編に伴う新たなポスト創設のため、5人の看護師長、7人の副看護師長を選出する必要があった。
　9月の看護師長会議で要項を発表して、公募を開始した。公募の受付

期間は、10 月 24 日までの約 1 ヵ月間だった。前述の条件に則り、看護師長に 6 人、副看護師長に 7 人の応募があった。

　応募の際には、看護師長昇任選考申込書、履歴書、そして小論文が提出される。小論文のテーマは「看護師長としての役割と抱負—人材育成—」だ。要項に定められた選考方法は、以下のとおりである。

| 5 選考方法

　1）看護師長に昇任の意思のある者

　2）看護師長による推薦のある者

　3）提出された「看護師長昇任選考申込書」、「小論文」と看護部長、副看護部長による面接を行い、選考する。

　4）看護師長昇任者が公募により定数に満たない場合や決定しない場合は、看護師長による選挙を実施する。選挙結果の上位者のうち、状況に合わせて選考数の 2 ～ 3 倍程度の数の者に「小論文」の提出と看護部長、副看護部長による面接を行う。

　5）選考委員会の結果をもとに、看護師長昇任者を決定する。

　6）看護部長は、決定者について病院長に報告する。

　7）なお「看護師長昇任選考申込書」は当該公募時のみ有効とする。

③　変えていきたい選考基準

　就任の年は、前年度までの選考方法を踏襲して行ったが、応募資格や提出書類、選考方法については手を加えていきたいと思う部分があった。

経験歴は問わない

　応募資格（条件）について、「副看護師長歴 3 年以上」という要件は撤廃したい。この要件には、「同等の経験を有すると認めるもの」という付帯事項があるものの、経験歴を問う必要はなく、能力がある人はそれにふさわしい役割をどんどん任せていけばよいと思うし、究極、副看護師

長を経験せずに看護師長になるといった「飛び級」があってもよいと思っている。

未来の看護管理者にチャンスを

「浜松医科大学医学部附属病院看護部に看護師または助産師として引き続き勤務する予定の者」という項目も必要ないと考えている。

自ら手上げをして応募してくる者は、基本的に勤務継続の意思がある者であろうし、真面目な職員がこの項目を見て、「私事によりこの先ずっとこの職場にいるとは言い切れない」と将来あるかもしれないイベントの心配をして、チャンスを逸することを防ぎたいからだ。

今回の選考過程においても、「○○さんは役職にふさわしい人だけど、今後、結婚や出産でいなくなってしまうかもしれないから……」と推薦を躊躇することや、「□□さんは、役職についてほしい人だけど、今は時短（育児時短勤務）中だから負担をかけられない」といった言葉を聞くことがあった。

結婚、出産、家族の転勤、病気など、将来何が起こるかは誰にも予想できないし、誰しもに仕事に影響を及ぼすようなイベントが起こることはあり得る。そのような不確定なことを心配して、役割拡大や能力にふさわしい仕事をする機会を逃すのはもったいない。

たとえ、その人が将来当院を離れるようなことがあったとしても、当院での経験を活かしてどこかで活躍してくれれば、日本の看護に貢献できている……くらいの気持ちを持っていたい。その時点での熱意と可能性を尊重して、未来の看護管理者にチャンスを与えていきたいと思う。

また、ライフステージにおいて、仕事以外の部分でさまざまな事情を抱える人も、職場で働いている時間は等しく一人の看護職としての責任を有しているので、それを果たしてもらうと同時に、さまざまなチャンスも同等に与えてほしいと思う。

プライベートを犠牲にすることなく、仕事の枠の中で全力投球することは、プライベートで抱える事情に関係なく、どの看護管理者も同じで

あると考えている。

夜勤ができなくても構わない

それに関連して、「夜勤が可能である者」という項目も不要であると考えている。

現在は、ライフステージや個人の事情により、さまざまな働き方がある。夜勤ができない事情があっても、それ以外のところで役職者としての役割を果たせれば問題ない。また、夜勤ができる時期になったら、今度は夜勤ができない人をカバーする、そのように持ちつ持たれつの文化が醸成できれば、看護管理者にふさわしい能力を持つ人が、もっともっと活躍できる機会が増えるのではないだろうか。

看護師長の推薦は不要

そして、「看護師長の推薦」という要件も撤廃したいと考えている。

いちばんの理由は、「看護管理をしてみたい」という本人の意思、熱意を最大限に尊重したいからだ。

ほとんどの看護師長は、自部署の利益だけでなく、看護部全体のことを考え、そして、当該者のキャリアを最優先して、候補者の推薦をしてくれている。しかし、看護師長も人間なので、自部署から「看護師長」や「副看護師長」を選出するということは、選出された人数だけ、他部署への異動があることを意味し、自部署の利益を最優先して推薦を躊躇するという心理になることもある。

さらに、人それぞれの価値観や評価基準があるため、いわゆる看護師長のお眼鏡にかなわないと、やる気と能力のある人が推薦されないこともあり得る。

看護師長の推薦がなくなることにより、熱意はあっても、まだ「看護師長」や「副看護師長」を任せるには至らない人が応募してくる可能性もあるが、その時には、熱意を評価した上で、看護師長、副看護師長になるための課題を具体的に伝え、成長の機会となるような関わりをした

いと考えている。

成し遂げたいことを熱く語ってもらいたい

　さらに、小論文のテーマについては、看護師長、副看護師長として成し遂げたいことを具体的に論じてもらいたいと考えている。病院のミッション、看護部のミッションを踏まえた上で、部署の役割を果たすために課題解決、目標達成に向けて、看護管理者としてどのような行動を起こしていくのか……、小論文の中で、そして、面接で熱く語ってほしいと思う。

　看護部長として、看護師長や副看護師長の選出方法を変えることにより、自分が考える組織へ変革する上で活躍、貢献してくれるであろう人を、看護管理者として選出することができる……とすれば、それは看護部長としての醍醐味の一つであると感じた。

第5章

新任看護部長の冬（1〜3月）

I 看護師長会議の議長は誰がやるべきか

1 恩師Iの憤慨

　ある時、恩師Iを訪ねた。何の用件だったかは忘れたが、終了した後に駅までいっしょに向かう道すがら、看護師長会議の議長の話になった。Iは、ある看護管理者から、「看護師長会議の議長を看護師長が持ち回りで行っている」と聞き、憤慨していた。「議長に与えられた責任と権限を、なぜ看護部長は放棄するのか！」と。Iの主張は以下のようなものだった。後にIが執筆した記事から引用してみたい[1]。

　看護師長会議は、たいていの場合、看護部長が主宰する。看護部長は、病院内で最大の集団であり患者サービスの質を決める重要な組織のガバナンスとアカウンタビリティを担っている。そして、看護部長は看護師長会という会議体において、それらを果たす重要な機会を持つ。会議において活発に議論し、看護部の考えや活動を公開するアカウンタビリティを持たなければならない。このように考えると、看護師長会議の議長は、看護師長持ち回りなどという発想ではなく、看護部長が真剣勝負の場として、議長を担わなければならない。参議院議長も衆議院議長も、議員が持ち回りでやるなどということはない。

2 看護師長が持ち回りで議長をするのが当たり前だった

　私は看護管理者になってから、3つの組織で「看護師長会議」を経験してきたが、全ての組織で会議の議長と書記は看護師長が持ち回りで行っていた。看護師長の時は、議長の順番が回ってくると、いかに会議をうまく回してやろうかと躍起になり、書記の時は効率的に、端的でわ

かりやすい議事録を作成することに燃えていた。副看護部長になってからは、議長がうまく進行できていなければ、さりげなく発言して進行を促すことや、議長としての看護師長のパフォーマンスを評価し、指導につなげることが、自分の役割であると考えていた。持ち回りで議長をすることについては、漠然と、「新しいやり方」「民主的なやり方」というイメージを持っていた。また、議長という責任ある役割を看護師長に経験させることは、管理者教育の一環だと考えていた。議長を持ち回りですることは、私の中で当たり前になっており、その意味を考えたり、ましてやそれを疑問に思ったりすることもなかった。

　看護師長会議の運営に何の疑問も抱いていなかった私は、議長が持ち回りであることに疑問を投げかけられ、まさに「青天の霹靂」という感じだった。Ⅰから見れば、鳩が豆鉄砲を食ったような顔になっていたと思う。

　しかし、確かに考えてみると、院内外で行われるさまざまな会議では、「長」と呼ばれるトップが、議長を行っている。「なるほど！　ご指摘のとおり」と、心の底から腑に落ち、どうして今まで、看護師長会議だけが違う形で運営されていたことに疑問を持たなかったのかと深く反省した。雷に打たれた上に、目から鱗が落ちるような衝撃だった。

③　「議長」ではなく「司会」で事足りていた会議

　自分の中で、それまで議長の持ち回りに疑問を持たなかった理由が二つある。

　一つは、会議を進行する者は「議長」というより「司会」という認識で、会議を円滑に進める役割であると捉えていたことだ。役割も「司会」と呼ばれていた。これが、「議長」であれば、その印象も課せられた役割に対する認識も変わっていたかもしれない。議長は、「会議の席で、議事を進行させ採決を行う人。また、機関としての会議を代表し、その活動の中心となる人」と定義されている[2]。ちなみに、「司会」の定義は、「会

の進行をつかさどること。また、その役」である[3]。

　もう一つの理由として、看護師長会議が多くの場合、報告や情報共有の場となっており、議論の場とは言い難い状況だったことが考えられる。だからこそ、「議長」ではなく、「司会」で事足りてしまい、その呼び方にも、持ち回りで行うことにも、全く疑問を持つことができなかったのだ。

　Ⅰは、看護師長会議は看護部の意思決定機関として、「会し、会して議し、議して決し、決して行い、行いてその責をとる」必要があり、その中心となるのは看護部長であると述べている[4]。

　そうだ！　今まさに、看護師長会議の存在意義を、そして、その中で看護部長が果たすべき役割を考え、あるべき姿にしなければと心に誓った。

4　看護師長会議に感じていたジレンマ

　看護部長が議長になることまでには考えは至っていなかったが、看護師長会議の運営については、疑問と改善の必要性を感じていたところだった。

　浜松医大病院看護部には、看護師長会議の前に、必ず「司会」と「書記」が看護部長室を訪ねて、事前打ち合わせを行うという習わしがあった。

　議題に合わせて、「本日はこのように進行しようと思っている」という主体的な担当者もいるが、「この議題は何分、これは何分」と細かく時間配分だけを決めたり、「どのように進めたらよいですか」と全てこちらに丸投げして確認したりする担当者もいた。

　持ち回りとはいえ、その会の進行は任されているのだから、担当者の裁量で会議を進めるべきではないかと思っていた。だんだん慣れてくると、打ち合わせの際に、「必要があれば、私は会議の中で発言するので、担当者の裁量で思うように進めてください」と言うこともあった。そうなると、この打ち合わせ自体が不要ではないかと感じていた。

会議の進行においても、議論の収束ではなく、時間どおりの進行を重視するあまり尻切れトンボになりかけたり、担当者では意見の収拾ができないなど、結局、看護部長である私がまとめる場面も多々あった。

　「司会」がいるのに、隣で「ささやき女将」になったり、時に自分で仕切って、「私は前に出すぎなのか」と反省していた。看護師長会議は、看護師長に会議の進行を経験させる「教育の場」であり、私がその機会を奪ってはいけない、もっと任せなければ……と。しかし、会議を議論の場とし、決定すべきことを決めるためには、黙っていられない場面もあり、看護師長会議のあり方には、看護部長としてジレンマを感じていた。

⑤　看護師長会議の議長を看護部長に

　病院に戻るとさっそく、Ｉのメッセージと私の心に芽生えた誓いを副看護部長に伝え、すぐにでも議長を看護部長にしようと提案した。

　概ね私の考えに賛同してくれたが、「役割がなくなると、会議参加に緊張感がなくなるのではないか」「経験をさせないと、会議の進行ができなくなるのではないか」といった意見も出た。

　後にＩが、「看護師長会議は人材育成のためのレッスンの場ではないと私は考えている。レッスンの場として看護師長会議の議長を他者に委ねるならば、看護部長はその意思を明確にしておくとともにそのリスクも認識しておく必要がある。いずれにしても、毎回全ての看護師長会議をレッスンの場とするわけにはいかない」[4]と述べていることを知り、大いに納得した。

　しかし、その時は、「ただただ、経験するだけでは何も学べないし、むしろ、このように進めればよいという見本を見せれば、そこから学ぶことがあるのではないか」と言うことしかできなかった。自ら放ったこの一言は、議長としてのハードルを高めることになり、看護師長会議は、私にとって毎回真剣勝負の場となった。「議長」になった当初は、全ての人から、「お手並み拝見」という目で見られているような緊張感があった。

⑥ メリハリのある議事進行で議論が活発に

　「議長」として看護師長会議を行うことに慣れてくると、さまざまなメリットを感じるようになった。「議事の重要度により、時間の配分を変えられる」「必要なところに好きなだけ時間を使うことができる」「参加者の反応や状況に応じて、進行方法を変えられる」などだ。

　あらかじめ時間をかけると決めて臨む議事もあるが、会議を進める中で出た質問や意見、参加者の反応などにより、もっと説明や議論に時間をかけた方がよいと感じる議事もある。そのような時も、自然な流れで必要な時間をかけることができる。場の空気に応じて、メリハリを自分でつけられることは、私が会議に感じていたジレンマから解放してくれたように思う。

　また、私が引っかかること、時間をかけたいと思うことは、すなわち、私が浜松医大病院の看護職として大切にしたいことであり、そこに時間をかけて意見交換することは、看護部の方針やあるべき姿を共有する機会にもなっている。議事の中で、発表者、報告者へのちょっとした投げかけが自由にできるので、承認やモチベーション向上の機会にもできると感じている。さらに、それぞれの議事の締めのコメントなどの中に、自分が考える方向性やビジョンを伝えることができるので、看護部長としての私の考えを知らず知らずのうちに浸透させることもできるのではないかと考えている。私の贔屓目もあるかもしれないが、このような議事進行になってから、個々の看護師長が主体的に、自由に発言する機会が増え、会議内での議論が活発になっていると感じる。看護師長会議とは、看護部長が議長として中心的な役割を果たしながら、看護師長たちがガバナンスとアカウンタビリティ（管理と説明責任）を果たす場であることを肝に銘じ、毎回真剣勝負で挑んでいきたい。

【引用文献】
1) 井部俊子：看護のアジェンダ 第212回「看護師長会議の議長は誰がすべきか」，週刊医学界新聞（看護号）：第3483号，2022.
2) 新村　出編：広辞苑　第7版，p.718，2018.
3) 前掲2），p.1250.
4) 井部俊子：看護のアジェンダ 第214回「行いてその責をとる」，週刊医学界新聞（看護号）：第3491号，2022.

2　組織の再編に挑む

　組織外から看護部長として着任した私の最大の強みは、組織内で「当たり前」と思われていたことに疑問を持つことができたり、組織内の人が「仕方がない」と諦めていたことに手をつけることができたりすることである。また、それまで気づいていなかったことに気づいてもらったり、今までは思いつかなかった新たな考え方をしてもらったり、今まで手をつけられずにいたことに手をつけたりすることが私の役割の一つであると感じていた。

　とはいえ、変革への承認を得るためには、まずは私自身への信頼を蓄積することが最優先と考え、基本的にはそれまでのやり方を踏襲しながら、必要な情報を収集し、自分の中で組織分析を行い、戦略を立てていた。

　そんな中でも、少しずつでも「変えるべき」と感じたことは変えていきたいと思っていたので、前述のとおり、取り組む事柄の大きさや複雑さ、影響力の大きさなどから、「すぐやること」「少し待つこと」「しばらくは待つこと」を見極め、分別し、「すぐやること」「すぐできること」には着手した（p.60参照）。

　着任当初、「手をつけたい」「手をつける必要があるだろう」と思いながらも、「少し待つこと」もしくは「しばらくは待つこと」に分類されて

いたのが、看護部の組織編成である。

看護部長選考の公開セミナーで私が述べた、医療の質や患者サービスの向上に資する「現場で意思決定しながら、最適な運営を行うことができる組織」（p.34）に近づくために、いよいよ看護部の組織再編に取り組んだ。

1 実際の運営に合わない組織図

私は「組織図」を重視している。看護部が、より機能的かつ機動性のある動きをするためには、そう動くことができるような組織図にする必要がある。そして、組織図に描かれている指示・命令系統に沿って行動するとともに、各々が組織図に位置づけられたポジションに与えられた役割を果たすことで、個々の能力を最大限に活かしながら、組織としてのミッションを成し遂げることができると考えている。

看護部の「組織図」で、当初から気になっていたことがあった。それは、副看護部長の組織図上の位置づけと、実際の運営が合っていないことだった。

組織には、「ライン職能」と「スタッフ職能」がある。ラインとは、組織の目的を達成するために直接責任を負う職能であり、スタッフとは、ラインを補佐したり、支援したり、促進したりする職能である。組織図において、ライン職能は指揮命令関係で示され、スタッフ職能は直属の上司を持たない位置で示される。図（p.109）に看護部の組織図の例を示した。

浜松医大病院看護部の副看護部長は4人おり、組織図上は「スタッフ職能」に位置づけられ、それぞれ、「総務」「業務・質管理」「業務・経営」「教育」を担当し、その役割を担っている。さらに、それぞれの副看護部長が、6〜7部署を「担当部署」として持っていた。

「担当部署」については、「部署ごとの看護管理上のアドバイザーとしての役割を担う」となっていたが、実際には各副看護部長のもと、担当部署がライン上に位置づけられたような関係になっていることが気に

図　ラインとスタッフ

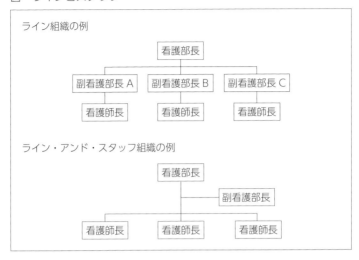

なった。

② 非効率な問題解決プロセス

　看護師長は自部署で問題が起こると、まず「担当副看護部長」のところへ、報告・連絡・相談に来る。そして、その内容が総務関連なら総務担当副看護部長へ、業務関連なら業務担当副看護部長へ、教育関連であれば教育担当副看護部長に報告する。さらに、それが重要・重大案件であれば、その足で看護部長室を訪れ、看護部長に報告する。

　副看護部長4人は、看護部管理室内で机を並べており、看護部長室は管理室と扉一つでつながって、基本的にその扉はいつも開けられているため、一連のやり取りは漏れ聞こえてくる。

　看護師長が副看護部長と看護部長の机のまわりをぐるぐる回りながら、何度も同じ話をしている光景は異様だった。その場に、お目当ての副看護部長がいないと、看護師長は何度も何度も管理室を訪れる（なぜか、副看護部長の在席を確認せずに訪れる人も多かった）。

とても非効率的であるし、いちばん気になったことは、そのような体制にしていることで、部署で起こった問題に看護師長としてどのように対処すべきかを考えることなく、単に起こったことを伝書鳩のように報告しているだけの看護師長がいることだ。そして、往々にして、部署でこんなことが起こったと看護師長が報告すると、看護師長にアドバイスをするわけでもなく、「わかった」と副看護部長が自ら問題解決に動き出してしまっていた。

　もちろん、全ての看護師長がそのようにしているわけではなく、看護師長の管理者としての成熟度や、副看護部長の部下育成に対する姿勢が大きく影響しているが、副看護部長が担当部署を持つという体制がそういった状況を大いに助長していると感じた。

　副看護部長がスタッフ職能に位置づけられながら、担当部署の看護師長に対しては指揮命令関係になっているという、組織図上と運営が異なっている点も大いに気になった。「現場で意思決定しながら、最適な運営を行うことができる組織」をつくり上げるためには、組織運営上も、そして、看護師長の育成という面においても改めるべきであると思った。

③　組織変更の提案

　次年度の組織、人事を検討するに当たり、前述のことを副看護部長に問題提起してみた。

　私からの提案は、①現行の組織図どおり副看護部長はそれぞれの役割についてスタッフ職能として機能する、もしくは、②看護部の運営上、副看護部長が各部署を「担当」して指揮命令下に置く必要があるならば、実態に合わせて、副看護部長をライン職能に位置づけてはどうか、というものだった。少なくとも、組織図と実際の運用が異なっている状況は改善したいと思った。

　副看護部長をラインに位置づけるか、スタッフに位置づけるかについては、さまざまな意見、考え方があると思う。私自身は①でいきたいと

思っていたが、まずは副看護部長の意見を聞いてみた。副看護部長も、看護師長がそれぞれの担当副看護部長や看護師長に、ぐるぐると何度も同じことを報告していることには違和感を持っていたようだが、ずっとそのやり方だったので、そのままにしていたようだ。また、副看護部長が「担当」という形で各部署を監督しなくても、看護部の運営上は問題はないのでは、とのことだった。

それらの意見を踏まえ、次年度は部署で起こった問題については、それぞれ（スタッフ職能としての）担当副看護部長に報告・連絡・相談するという組織図どおりの体制とすることにした。体制の変更とその趣旨については、看護師長会議において説明したが、その際に、もちろん、公式の報告・連絡・相談体制に限らず、看護師長は相談にのってほしい副看護部長に自由に相談してよいということが大前提であることも申し添えた。

そして、もう一つ、組織図上ラインでつながっている看護師長と指揮命令関係にある直属の上司は看護部長であることも、この機会に再認識を促した。さらに、副看護部長とは、看護師長が自ら問題解決に向けた行動を起こし、自律した部署運営ができるように、教育的な視点を持って関わっていくことを共有した。「相談を受けたら、自分で解決に動いてしまうのではなく、相談者が解決に向けた行動を自分でとれるようにアドバイスする」「できないからといって何もさせなければ、いつまでもできるようにはならないので、まずは自分でさせてみる」といったことだ。

そのためには、副看護部長は、ライン職能である看護師長を自らの役割（総務・業務・教育）において、補佐したり、支援したり、促進したりする「スタッフ職能」としての関わりに徹しようと話した。

④　委員会の集約と委員長の役割の明確化

さらに、自問自答したことがあった。看護師長がただの報告屋にならず、自ら問題解決に向けた行動を起こし、自律した部署運営ができるよ

うになるためにはどうしたらよいか……。そのことを考える前に、「では、どうして自律した部署運営ができていないのか」という根本原因を考えてみて、一つの結論に至った。

「管理者（看護師長ら）がこれまでに、自らの責任において、何かを運営する、マネジメントする機会が少なかった（なかった）ことが原因ではないか」ということだ。それは組織図上だけでなく、委員会の運営についても思い当たるところがあった。

私が目的や運営方法に疑問を持っていた委員会の一つに、「看護業務調整委員会」があった。

隔月一回、看護部内の委員会の委員長と看護部長、副看護部長、総勢17人が出席して開催されていた。委員会の目的は、「看護部内委員会の連携強化並びに調整等」である。連携や調整も含め、看護部における意思決定や意思決定に向けた議論の場は、看護師長会議だと考えていたので、それ以外にこれだけの人数の看護師長らが集まる場があることに当初から違和感があった。

実際に、この委員会で行われていたのは、各委員会で何をしているかという情報共有や、「看護師長会議にこんな議題を出そうと思っているがよいか」といった確認であった。時には、ある議題に対し、「委員会をどう進めたらよいか」という相談もあった。

私は、委員会というのはその目的を達成するために、責任を持って運営し、成果を出すものだと思っている。そして、会の代表として（会を背負う覚悟で）、意思決定の場である看護師長会議で説明し、承認を得る……それが、委員長の役割と責任だと思っている。

そういった意味では、看護師長会議が委員長にとって勝負の場であり、このような下準備の場は不要だと思った。むしろ、この会があることで、「議論をする」という看護師長会議の緊張感がなくなっているように思え、委員長も委員会へのコミットや、成果への責任が持てていないように見えた。

年度末に近づくころには、「委員会に関することで、共有したいことや、審議したいことがあれば看護師長会議で行いましょう」と「看護業務調整委員会」を休会することも多くなり、次年度からは看護業務調整委員会自体をなくすことにした。

　次年度以降、「看護業務調整委員会」も含め12あった委員会を7に集約するとともに、委員長の役割・責任を明確化し、自らの責任と権限のもとに会を運営するように働きかけた。

⑤　副看護師長による組織横断的な活動

　「現場で意思決定しながら、最適な運営を行うことができる組織」をつくるためには、副看護師長の育成も重要であると感じている。

　看護師長になって、組織全体を俯瞰しながら自らの役割を果たせるようになるためには、副看護師長のうちに、看護師長が日常業務の中で権限を委譲したり、組織横断的な活動に携わるなどの経験をすることが重要だと考えている。

　委員会を再編するに当たっては、各委員会には2～3人の副看護師長を副委員長として置くのみとし、それ以外の人は「副看護師長会」に属して、月1回組織横断的な活動をしてもらうことにした。

　副看護師長会では、看護部の喫緊の課題について、4～6人のグループで取り組むことにした。2人の看護師長が各グループを担当し、グループ活動を促進するためのファシリテーションを行い、グループの成果に対する責任を持つことにした。

　また、副看護師長は成果達成に向けて主体的にグループ活動を行うこととした。全ての活動の成果については、年2回（10月・2月）看護師長会議で共有し、意見をもらいながらブラッシュアップしていく。

　このような機会、体験をとおして、看護管理者一人ひとりが成長し、自信とやりがい、そして矜持を持って、マネジメントを行えるようになってほしいと思う。

組織の再編成や新たな体制の構築、新たな役割と責任の付与、そして、成長を促す上司の関わりと、硬軟織り交ぜながら、仲間とともに、自らが思い描く組織の実現に一歩、一歩近づいていきたい。

【参考文献】

・井部俊子監修，勝原裕美子編集：看護管理学習テキスト　第3版　第4巻　組織管理論 2023年版，34-35，日本看護協会出版会，2023.

6　サルの罠

私がいなくて現場は困っている？

　看護管理者を対象とした研修に出かけると、休憩になるたび
に電話をしている研修生が時々いる。

　「もしもし、何かあった？」「病棟変わりない？」「大丈夫？」
と仕事中の部下と思われる人に尋ねたり、何やら電話口で事細
かに指示を与えたりしている人もいる。そんな人たちを私は、
「せっかく研修に来ているのだから、仕事は部下に任せてくれれば
いいのに」と思って見ていた。

　「私がいないと現場が回らない」「私がいなくて現場は困って
いるはず」と思っている看護管理者は少なくない。休憩中にせっ
せと現場に連絡している人たちからすれば、現場に連絡もせず、
のほほんと休憩時間を過ごしている私は、「あの人は現場に必要
とされていないのね。かわいそうに」という目で見られていた
のかもしれない。

私がいない間に部下が成長していた！

　現在、看護部長として看護管理者を長期の研修に出す際には、
研修中は現場から離れて、研修に没頭するように促している。も
ちろん、研修に行く前に、部下に現場を任せられる体制を整え、
部下が困らないようにしていくことが大前提である。そして、部
下の協力を得て、研修に没頭させてもらうわけであるから、研
修での学びを必ず現場（＝部下）に還元できるように心して研
修に参加するように……と発破をかけて送り出している。

　そのようにして、看護師長が長期研修に出かけ、副看護師長
が病棟の運営を代行したことで、「現場が大混乱に陥った」とい
う例を私は見たことがない。もちろん、研修前の看護師長のしっ
かりとした準備と、副看護部長らのさりげないサポートがある
からだが、代行を任された副看護師長が看護管理者として「覚
醒」するケースも少なくない。

代行を任された副看護師長の多くは、「大変でしたけど、何とかなりました！」と研修期間が終わるころには、キラキラした目で話してくれることが多い。そして、研修から戻ってきた看護師長も、「私がいない間に、副看護師長もスタッフも成長していてびっくりしました！」と、うれしい驚きを経験することになる。

　「仕事を任し、任されることで人は成長する」ということを上司と部下が互いに経験した部署では、「人を育てる」という豊かな土壌がつくられていることを感じる。

「サルの罠」とはどんな罠なのか？

　いつでも自ら動いてしまい、部下に仕事を任せることができない看護管理者に、どうすれば「任せる」ことの必要性を理解してもらえるのか。「看護管理とは」「看護師長とは」と説明した上で、その必要性の理解を促すと、「なるほど」とすぐに理解してくれる人がほとんどだが、いまひとつ伝わらないことや「わかってはいるけど、その場になるとできない」という人も少なくない。

　そんな後者をも、「なるほど、こういうことだったんですね」と唸らせる文献に出会った。「サルの罠」だ。

　毎回楽しみにしている連載記事のタイトルに「サルの罠」という言葉を見かけた時は、昔話や諺からくる教訓か何かだと思い、どんな「お話」なのか興味を持った。「サルの罠」とはどんな罠なのか……わくわく、ドキドキしながら読み進めた。

　「サル」とは、本来は部下のものであるべき責任を表した比喩だった[1]。

　「部署でこんなことが起こって困ってるんですよー」と看護師長が来ると、「わかった」と言って副看護部長がどこかに連絡をして、部署の問題の解決に動き出す……こんな場面では、看護師長の肩に乗っていた「サル」がひょいと副看護部長の肩に飛び移っている。

　「サルの罠」とは、マネジャーが部下のものである責任（サル）を引き受けるために陥る罠のことであり、この罠にはまる

とマネジャーは無力になる。多くのサルを引き受けることで、本来やるべき仕事がおろそかになってしまうのだ。

そして、何より重要なのは、部下の「サル」を引き受けることは、上司自らを無力にするだけでなく、部下が組織に貢献する権利を奪ってしまうことになるということだ。

仕事を抱え込んでいることに気づかせてくれる「サル」の比喩

Nursing Today ブックレット08 「看護管理塾　第7章／サルの罠」[2] は45ページほどの小冊子で、内容のおもしろさもあり、読み始めるとあっと言う間に読み切れてしまう。そんなこともあり、現在では院内の看護部図書室に大量に購入し、新任の看護師長、副看護師長には昇格する前に読むことを勧めている。

「サル」という比喩は、仕事を抱え込んでいることを気づいてもらうのに効果絶大だ。

副看護部長に、「背中にサルがいっぱい乗ってるよー」「（看護部）管理室にサル山ができてるよー」と言うと、ハッと自らの状況に気づいてくれるようになった。

先日は、なかなか部下に仕事を任せることができなかったある看護師長が、「ようやくわかりました！私は自分からサルを取りにいっていました」と腑に落ちた、すっきりとした表情で感想を語ってくれた。

ドラッカーは、権限委譲について、「自らが行うべき仕事を委譲するのではなく、自らが行うべき仕事に取り組むために、人にできることを任せることは、成果を上げる上で重要である」と述べている[3]。

「人に仕事を与える・任せる」ことは、部下を育てるという観点だけでなく、自分が行うべき仕事に取り組むために他人にできることを任せる、すなわち、「自分が行うべき仕事」がわかっていなければできないことなのだ。

「効果的で生産的な看護組織とは、全てのサルが規則正しく、しかるべき持ち主のところについている組織のことである」と

いうことを肝に銘じて、部下とサルを見守らなければいけない。

【引用文献】
1) K. ブランチャード他著，川勝久他訳：1分間マネジャーの時間管理，142-148，ダイヤモンド社，1990.
2) 井部俊子・竹内良子 編著：看護管理塾 第7章／サルの罠，10-13，日本看護協会出版会，2021.
3) P. F. ドラッカー著，上田惇生訳：仕事の哲学（ドラッカー名言集），195，ダイヤモンド社，2003.
【参考文献】
・井部俊子：看護のアジェンダ 第110回「サルの罠」，週刊医学界新聞（看護号）：第3065号，2014.

3 人員配置を考える

　看護師長、副看護師長への昇格者が決定すると、次年度の人事の検討が始まる。まずは、看護師長、副看護師長の配属先についてだ。

① 異動の極意

　私が初めて看護師長になった時に所属していた病院は、300床弱の小規模の病院だったこともあり、看護師長会議の中で、看護師長、主任（当院での副看護師長相当の職位）の配属を話し合い、決定していた。

　新任看護師長だった年度末、病棟の再編成や、2交代制の導入があり、荒波が立っていた病棟内が何とか落ち着いたところだった。そんな中、ともに荒波を乗り切ってきた最も信頼する主任を異動させる案が出て、「この1年、私たちがどんな思いで乗り切ってきたのかわかっているのか。その挙げ句、この仕打ちか」と激しく憤慨したことを覚えている。

　また、スタッフナースの異動もこの会議の中で話し合っていたが、「荒波」の中、くじけそうになるスタッフをサポートし、何とか退職者を出さずに乗り切った……と思っていたところ、たくさんの退職者が出た病棟に自分の部署のスタッフを異動させるように言われ、これまた激しく憤慨した。私よりも経験豊かな看護師長が、「（退職者が出たので）うちにはリーダーができるようなスタッフを異動させてくださーい」とかよく軽々しく言えるな……うちの病棟だって、たまたま退職者が出なかったわけではなく、血のにじむような努力をしてこうなったんだ！……と内心はらわたが煮えくりかえっていた。そして、さらには、異動者を選定し、本人に説明し、同意を得るところまで看護師長に任されていたため、全て自ら行わなければならなかった。

　また、当時の看護部長からは、異動の極意について、「自部署にいらな

い人を出すのではなく、最も出したくない（出すのが惜しい）と思う人を出すのだ」と教えられていた。素直な私は極意に従い、身を切る思いで異動者を選定し、できる限り前向きな思いをもって異動先の部署でがんばってもらえるように動機づけした。そして、大幅に戦力を失い、意気消沈する自部署を鼓舞していたのだった。

新任看護師長としては、とてもしんどい役割であったが、このプロセスに関わることによって、自部署の利益だけを考えるのではなく、組織全体のバランスや看護部全体としての人事を考えなければいけないことを学んだ。

会議の中で、怒りをぶちまけている私に対して、「どうしてその主任が異動するとよいと考えているか」「異動することがその主任にとってどのようによいのか」など、先輩看護師長たちが冷静に語ってくれた。最初は歯を食いしばりギリギリしていた私も、先輩看護師長の意見を聞くうちに、最終的には納得した。会議の場で私は説得されたわけだが、無理矢理押さえ込まれた感覚はなく、最終的には腑に落ちた感を得ることができていた。まさにこのプロセスは私にとって学習の機会になっていたし、以後、異動という機会をポジティブに捉え、成長の機会にするという、私自身の異動に関する考え方の礎にもなっていると感じる。

② 適材適所の人員配置

新任看護師長時代に異動に関してそんな苦労をした私だったが、それ以降に勤めた病院では、看護管理者の人事はいわゆる「看護部」が決定しており、副看護部長になってからは、その「決める側」に携わってきた。

浜松医大病院看護部においても、看護部長、副看護部長が看護師長、副看護師長の人事を決めていた。プロセスについては、それまでの方法を踏襲し、人事の検討を始めた。

新任の看護師長、副看護師長の配属については、現在の部署で昇格す

れば、スタッフや診療科医師等との人間関係もできており、部署の特性等もわかっていることが利点となるが、役割移行の難しさを感じるかもしれない。また、部署を異動し昇格することは、周囲が最初から「看護師長」「副看護師長」と認識してくれることから、役割移行は容易かもしれないが、部署の特性や関わる人たちとの関係性は一から構築することになる。どちらも一長一短があり、その人の特性、部署の特性に合わせて人事を考えていった。

　また、退職者や休職者が重なっていたり、インシデント等が続く、部署の雰囲気がよくないなど、早急に改善すべき課題を抱えている部署についても、その人事を検討した。

　看護師長自身が課題の解決に向けた行動がとれるようにサポートしていくことが大原則であるが、看護師長によって個性や成熟度はさまざまであり、また、リーダーシップやマネジメントスタイルにおいても、得意・不得意はある。部署の課題解決において必要と思われるマネジメントやリーダーシップを発揮することが難しいようであれば、部署の状況を改善することを優先し、人事を動かすべきである。それは、その管理者の全てを否定することではなく、あくまで部署の現状を鑑みた時、改善に向けた取り組みをするために必要とされるマネジメントやリーダーシップの発揮を得意とする人を当てるという、「適材適所」の人員配置であると考えている。

③　得意なこと、長所を活かした人事

　これまで、看護職、特に看護管理者については、何でもオールマイティにできたり、すべての人が同じように職務を遂行したりすることをよしとする風潮があったように思う。

　「あの人は技術はすぐれているけど、周囲の人を萎縮させるところがあり、教育的なところが課題」「周囲に信頼される人物だけど、業務量をこなせないことが課題」「看護師長であれば、部署を持つ（部署の運営がで

きる）ことが基本」などなど。誰しも得意・不得意、強み・弱みはあり、看護管理者だって同様だ。

　経験を積む中である程度、苦手なことを克服するための努力は必要かもしれないが、それよりも、それぞれの得意なことや長所を活かした人事を行うことが組織を活性化し、組織力の向上につながると考えている。喫緊の課題がある部署はなおさらだ。

　これまでの慣習から、「この看護師長はまだその部署に行ったばかり」とか、「その看護師長は定年まであと○年しかない」といった理由から、異動に対し異を唱える意見も出たが、それ以上に部署を改善すること、改善できる人材を投入することの重要性を話し、同意を得た。

　決定した人事（配属）は、異動しない看護師長も含め、全ての看護師長と面談を行い、「来年度、看護師長としてどのような活躍を期待しているか」とともに看護部長である私から直接伝えた。

④　精神看護専門看護師（CNS）の人事

　もう一つ、次年度の人事について大きなチャレンジをした。

　次年度から、当院で働くことになった精神看護専門看護師（精神看護CNS）Hの人事だ。

　Hは浜松医科大学の看護学科教員Kのもとで学んだ修了生であり、組織横断的に活動できる病院での勤務を希望していた。

　私は、精神看護CNSによる病院内でのリエゾン活動に以前から注目しており、前職の時から、看護部には絶対に必要な人材（役割）であると感じていた。

　多職種で構成されるリエゾンチームのメンバーとしての患者・家族への介入はもちろんだが、看護職員のメンタルヘルス支援に第三者的な立場で専門知識を持った人が関わってくれることに深い意義を感じていた。

　Kから紹介を受け、期待に胸を躍らせながらHと面談してみると、人柄も実績も申し分ない上に、CNSとしてのしっかりとしたビジョンを

持っていたので、ぜひ浜松医大病院に来てほしいと思った。私が提示した勤務環境も（そして恐らく、上司となる看護部長の評価も……）Hの希望と合致したようで、次年度から当院で勤務することになった。

Hを迎えるに当たり、どこに配属するか副看護部長と検討した。私は当初から、スタッフ機能に位置づけ、組織横断的に活動してもらうことを考えていた。しかし、副看護部長からは、まずは当院に早く慣れてもらうために、精神科病棟に配属してスタッフナースとして勤務してもらうのがよいのではないかという意見が出た。スタッフナースとして働くことで、「業務の流れがわかる」「当院の電子カルテの使い方がわかる」「医師や看護スタッフとの関係構築ができる」というのが主な理由だった。

私は、自分の信念を貫き、「経験豊かなCNSだから、部署に所属しなくてもそんなことはすぐできるようになるし、組織横断的に活動してもらうことがHの専門性の発揮につながり、最大限の組織貢献が期待できる」と、半ば強引に副看護部長を説得し、Hをスタッフ機能に位置づけた。

たまたま、学会活動で関わっていた方から、ある大学病院で「特任リソースナース」という看護部長直属のスタッフ機能でCNSが活動しているという話を聞き、「これだ！」と思った。その病院を参考に、「特任リソースナース」というポジションをつくり、Hを迎えることにした。

Hとじっくり話し、必ずや期待に応える活躍をしてくれるだろうと確信しているが、Hとは知り合ったばかりで、深く知っているわけではないので、この人事は私にとってある種の「賭け」かもしれない。しかし、賭けに勝つ自信は大いにあるし、「看護部長直属」の位置づけである以上、Hをさりげなく、全力でサポートすることで、ポジションにふさわしい活躍を後押しするつもりだ。

看護部長として初めて行った人事は、自分の信念に従って行うことができ、ある程度、満足できるものになったと思っている。しかし、私が得た満足感の大きさの分だけ、自分の信念を貫いたことへの責任がある

ことを忘れてはいけない。自らが目指す組織の実現に向け、組織体制と人事が機能し、最大限のパフォーマンスが発揮されるよう、看護部長として舵取りをしていかなければいけない……と来年度に向けた決意を新たにした。

4　はっきりと見えてきた看護部長としてのビジョン

　看護部長選考の公開セミナーにおいて、私は、病院の基本方針に沿って看護部長としての抱負を述べ、「この病院の理念の実現に向けて、看護部という組織をマネジメントしていきたいと思います」という言葉でプレゼンテーションを締めくくった。

　その時点では、病院や看護部に関して、公開されている情報しかなかったので、抱負を述べるに当たり、拠り所にできるのは「理念」と「基本方針」しかなく、その方法をとらざるを得なかった。また、外部から来た人がトップに就任することに、不安や脅威を感じている人も多いだろうから、「組織を自分の思いどおりにしようとしているのではなく、皆と協力して看護部長としてやっていきたい」とアピールすることが重要と考えた。「理念」と「基本方針」を大切にする、それに沿ってやっていくつもりだと姿勢を示すことが、そのアピールにつながると考えた。

① うたい文句だった「病院の理念」や「機能・役割」

　看護管理学を修め、実践する者として、「理念は重要だ」「理念の実現に向けて……」と発言したり、研修の中で、「あなたの病院の理念は何ですか」と研修生に問いかけたりする場面も多々あった。

　しかし、看護部長になるまでの実践においては、正直なところ、自らの実践と「理念」との結びつきが本当の意味で実感できることはほとん

どなかった（大きな声では言えないが……）。「絵にかいた餅」とまでは言わないが、私の中での「理念」とは、口先で唱え、自分のマインドの中にぼやっと存在しているという感じだった。立場や役割上、がんばって口にしていたけれど、自分のからだに染みついている感覚は持てていなかった。

そしてもう一つ、看護管理者としての立場や役割上、がんばって口にしていたが、よくよく考えると自分のからだに染みついていなかったことがある。「病院の機能」や「地域において病院が果たすべき役割」を意識して、進むべき方向やなすべきことを考えることだ。

私を含め、看護管理者という人たちは、目の前で何か問題が起こっていると、反射的に動いて、その場を収めようとする習性がある。しかし、これでは「もぐらたたき」をしているのと同じで、根本的な問題解決には至らない。起こっていることをしっかりと分析し、時に概念化しながら、問題解決や課題達成を阻んでいる根本原因を明確化し、達成すべき適切な目標を掲げてアクションを起こすことが重要である。

そんなことから、看護管理者を対象とした研修などで、現場で起きている問題について検討する際には、まず、「なぜ、その事象が起こっているのか」ということをとことん分析したり、「目の前で起こっている問題を一言で言うと何なのか」と概念化したりする。その後、「それらを解決（改善）し、部署として目指すべき姿はどのようなものか」「どのような人材を育成していく必要があるのか」といったことを考え、達成すべき適切な目標を設定する。この「達成すべき適切な目標」を検討する際に重要なのが、「あなたの病院はどのような機能を持つ病院であり、地域において、どのような役割を果たすことを期待されているか」である。

自分が所属する組織のミッションの達成に向けて、自部署が何を目指し、何をすべきかを考え、そのために、現在置かれている自分の立場・ポジションでどのような役割を果たしていかなければいけないかを考えることが重要だ。

しかし、自らの看護師長、副看護部長としての実践を振り返ると、そ

こまで意識できていなかったし、意識しなくても特段大きな問題もなく
ものごとが進んでいた……というのが正直なところだった。

② 今や自分のものになった「理念」や「基本方針」

しかし、看護部長としての実践をしていく中で、病院の「理念」や「基本方針」が、看護部長としての意思決定を行う上で、大きな拠り所となっていることを強く感じるようになっている。

看護部の進むべき方向性や新たな取り組みの趣旨を説明する際に、「理念」や「基本方針」の文言を引用することも多いが、もはや口先で述べている感覚はない。自分自身の中に染みつき、心の奥底から自分の言葉として出てきていると感じている。「大学病院の看護専門職として」「特定機能病院の看護専門職として」という枕詞も私がよく使うようになった言葉である。

当初は、「大学病院の、特定機能病院の看護部長」としてものを考え、それらしく（ふさわしく）振る舞わなければいけない……という緊張感から、言葉にして自らに言い聞かせていたところもあった。

また、浜松医大病院の看護管理者は、新人のころからずっと勤めている、いわゆる生え抜きの人たちが多く、環境の全てが当たり前になってしまっている印象があったので、言葉にして自覚を芽生えさせる、意識させるという目的もあり、しばしば強調して口にした。

「言霊」という言葉があるように、口にしているうちに自分のものになった部分もあるのかもしれないが、今は、「大学病院の、特定機能病院の」看護部、看護部長、看護専門職としてどうあるべきか、何をすべきかと、常に考えるようになった。

③ 真の意味での地域・社会への貢献

これまで、看護管理者として勤務してきた病院は、市中の中小規模の

病院が多かった。そのため、その病院だけが担っている特別な役割のようなものを意識する機会は少なかった。

高度な医療を提供する特定機能病院では、他院では困難な治療、当院しか行っていない治療などもある。どのような非常事態、不測の事態が生じても、そのような治療を継続する体制を維持しなければいけない。また、実施している施設が少ない特殊な治療や、当院が拠点となっているような診療領域については、看護職についてもその分野・領域を他施設に先駆けて極め、先導していくべきである。そのような取り組みが、チーム医療の推進にもつながっていくと考えている。

「大学病院」の職員であることも、担当として役割を担った時や、研修等の場で点として教育に携わるのではなく、臨床のあらゆる場面、看護職として働く全ての瞬間に、「教育」という視点を持って、基本方針にある「良質な医療人の育成」に向けた行動をすべきである。

さらに、「社会・地域医療への貢献」についても、何となくこれまでは、自施設に余裕がある時のプラスアルファの活動という捉え方をしていたが、浜松医大病院の地域における役割を考えれば、非常事態、不測の事態が生じて自院がどのような状況になろうとも、常に社会・地域医療に対してすべきことをしていかなければいけないのだ……という自覚が芽生えた。

自施設の中ばかりを見ているのではなく、常に地域における自院、地域から見た自院を意識すること、また、病院という枠にとらわれすぎず、病院の職員がさまざまな場面で地域へ出向き、文字どおり「シームレス」な環境をつくり上げることが、真の意味での「社会・地域医療への貢献」なのではないかと考えるに至った。

④ 施設の機能・役割にふさわしいサービスの提供

これまで勤務してきた中小規模の病院では、診療報酬上で加算がつくとなると、体制を整えて要件を満たし、加算を取ることで病院経営に貢

献する……という動きをすることが多かった。もちろん、加算がつくような体制を構築することや、加算対象となるケアを提供することは、質の高い医療を提供することにつながり、患者に恩恵をもたらすわけだが、「加算のため」「取り漏れがないように」ということを強調しすぎて、「お金のためにチェックリストや記録などの負担を強いられ、現場は大変になっている」とスタッフに言われてしまうこともあった。

医療は慈善事業ではないので、少しでも多く報酬を得るよう努力するのは当然なのだが、それ以上に質の高い看護の提供、患者の利益ということを意識づけられるようにしていた。多くの病院がそうであるように、これまで私が勤めていた病院でも、加算がつくと加算を取りに行くといったように、後追いをすることがほとんどだった。

しかし、大学病院や特定機能病院では、診療報酬の後追いをするのではなく、病院の機能・役割にふさわしい医療・看護を提供するために、必要な体制の構築や、診療・看護の提供を先駆けて行い、提供する医療の質やサービスの向上を図るべきである。

さらに、それらについてエビデンスを示し、診療報酬に結びつけることも視野に入れなければいけない。思えば、これまでの看護職員の人員配置基準も看護職の役割拡大も、自らの判断で先行していた施設の実績を後追いして、政策に反映させていた。

そんな現実からも、大学病院や特定機能病院の看護部長として、足元を見ているのではなく、顔を上げてずっと先を見据えて看護部を率いていかなければ、という意識と覚悟が看護部長としての経験を通して高まっていった。

5 言葉にして伝えることの意義

私は公募に応募し、選考の機会を経て、看護部長になったことで、職位を得る前に看護部長として何を目指し、具体的に何をしていくのかを考え、それらを周囲の人たちに表明する機会を得た。

私が副看護部長から持ち上がりで看護部長になっていたら、このような機会は持つことはなかったかもしれない。プレゼンテーションをした時には、そのとおりにできるか自信はなかったし、看護部長としての実践においても「話したことを実践しなければ」と、意識していたこともほとんどなかった。

　しかし、振り返ってみると、不思議なほど、「抱負」や「所信表明」で述べたとおりの道を歩んできている。改めて、形にすること、言葉にすること、他者に伝えることの重要性と意義を感じている。これもまた「言霊」ということだろうか。

　そして、病院の理念や基本方針が看護部長としての意思決定の拠り所であると感じるようになった今、公開セミナーにおいて病院の基本方針に沿って看護部長としての抱負を述べたことは、的を射ていたなと自画自賛している。

　そして、何より意思決定における拠り所を手に入れたことで、看護部長としての自信が深まった気がする。どんなに混沌とした状況の中でも、未曽有の事態においても、「どうする？」と迷ったら、理念（ミッション）の実現に向けた選択、基本方針に沿った決断をすればよいのだ。

❖ Column

7　ミッションとアジャイル

　医療を取り巻く環境は、少子高齢化の進展、医療技術の進歩、および医療提供の場の多様化等により大きく変わってきている。また、人間、人体を対象としている医療・看護の特性上、看護職の実践において、私たちは常に対象に合わせた臨機応変な対応に迫られていると言っても過言ではない。

　そのような看護現場の状況や必要とされる対応について、理念・ミッションと同じくらい重要だと感じていることがある。これまでは、「臨機応変」「柔軟」といった表現を用いていたが、よりしっくりくる言葉に出会った。「アジャイル」である。

システム開発の手法として考えられた「アジャイル開発」

　アジャイル（Agile）という言葉には、「機敏な」「素早い」「頭の回転が早い」といった意味がある。

　システムやソフトウェア開発においては、「アジャイル開発」という手法が現在では主流になっているらしい。アジャイルの「素早い」という意味そのままに、この手法を用いるとサービス開始までの期間を短縮できることが最大の特徴である。また、開発途中の仕様・要件変更にも柔軟に対応できることから、多くのプロジェクトで導入されているという。

　アジャイル開発という概念は、2001年アメリカ・ユタ州に集まった17人の技術者・プログラマーによって提唱されたのが始まりである。それまでは、要件定義から設計、開発、実装、テスト、運用までの各工程を段階的に完了させていく「ウォーターフォール開発」という古典的な開発手法が用いられていた。

　要件定義や全体の機能設計を固めてから開発に着手するため、実際に開発が始まるまでに時間がかかる傾向があるが、その一方で、進行計画に余裕を持たせるケースが多く、予算が立てやすい・チームメンバーのアサイン計画が立てやすいといった特徴があった。

　この手法の最大の弱点は、開発途中での仕様変更や追加対応

が困難なことだ。クライアントニーズを最優先させながら、よりよいプロダクトをより効率的に、より素早く開発することを目的として考えられたのが「アジャイル開発」という手法だ。

臨床現場に必要な「アジャイル」な対応

臨床現場では、素早く対応しなければいけないことが多い上に、目まぐるしく変わる情勢に合わせて、対応方法を変えたり、追加の対応をしたりすることが求められる。まさに、アジャイルな対応だ。つまり、大まかなことを決めたら動かし始め、生じた問題に臨機応変に対応しながら、やり方を変えていく……そんな対応をしなければ、臨床現場の荒波は乗り切ってはいけない。

看護管理者として、問題解決や組織変革に取り組む中で感じてきていたことだったが、「新型コロナウイルス」への対応を経験する中で、「アジャイル」というキーワードを強く意識する機会が増えたように思う。

「未曽有の事態」への対応は、参考にする前例もなく、「正解」が何なのか誰も知らない。そんな中でも、目の前で次々に想定内外のことが発生し、迅速な対応を迫られる。あれこれ悩んだり、ゆっくり考えたりしている暇はない。大まかなことを決めたら動かし始める、そして、問題が生じたら、臨機応変に対応しながら、やり方を変えていけばよいのだ。そう思い、実行することが、看護管理者の不安を軽減し、「私は正しい」という自己確信を持つことにつながるのではないかと思う。

5つの価値をチームで共有

アジャイル開発の手法においては、5つの価値（コミュニケーション／シンプル／フィードバック／勇気／尊重）をチーム内で共有することが特徴である。

「コミュニケーション」については、チーム内だけでなく、顧客とのコミュニケーションも重視する。

また、開発においては、「シンプル」な機能のみを実装したものに対して必要な「フィードバック」をもらい、「フィードバッ

ク」に合った機能を実装していく。

　この工程を繰り返すことで、開発したシステムが無駄のないシンプルなシステムになる。

　最初に綿密な計画を立てないという特性上、途中で大胆な変更が求められる場合があるため、既につくったものをつくり直すために「勇気」を持つことも重要だ。

　そして、チームで開発する以上、ほかのメンバーを「尊重」する姿勢も欠かせない。コミュニケーションを積極的に行う上でも、相手のことを「尊重」し信頼することが必要である。

　これらの価値も、臨床、そして医療チームと非常に共通していると感じる。

　環境の目まぐるしい変化、混沌とした状況、そして危機下において、それらの状況を収拾したり、脱したりするためのキーワードは、「ミッション」と「アジャイル」であると強く感じている。

【参考文献】
・株式会社モンスターラボ　アジャイル開発とは？　特徴とメリット・デメリット、スクラムまで徹底解説
https://monstar-lab.com/dx/solution/about-agile_methods/
・IT トレンド　エクストリームプログラミングとは？　分かりやすく解説！
https://it-trend.jp/development_tools/article/32-0023
・アロブリッジ　エクストリームプログラミングとは？　アジャイル開発との違いやメリット、デメリットについて解説！
https://www.alobridge.com/blog/1112/

おわりに

　本書の執筆は、私が、「新任看護部長として何を考え、何を行ってきたか」を著述する機会であると同時に、これまでに私が関わった方々への感謝の気持ちを再確認する機会となりました。

　浜松医科大学監事の村本淳子さんが、私の尊敬する先輩である澤井映美さんに連絡を取ってくれたことで、看護部長への道が拓けました。澤井さんからは、就任日に、「佐々木さんのNursingの集大成になるよう、ますますのご活躍をお祈り申し上げます」という電報をいただきました。「Nursingの集大成」という言葉に、身が引き締まる思いであったことを覚えています。村本さん、そして、当時病院長だった金山尚裕先生には、就任前から現在に至るまで、公私に渡り、温かくサポートしていただきました。

　副看護部長の鶴見智子さん、須永訓子さん、岩品希和子さん、牧田美佳さんは、「新任看護部長と志を同じにしてやっていく」という決意と覚悟を持ち、私を迎えてくれました。看護部長、副看護部長がまさにOne Teamとなった看護管理実践は、とても楽しく、やりがいがあり、どんな困難の中でも前向きになることができました。

　執筆に際しては、日本看護協会出版会の伊勢崎広美さんに伴走者として支えていただき、ド素人の私がここまで辿り着くことができました。また、本書の企画をしてくださった同社の青野昌幸さんにも心より御礼申し上げます。

　そして、恩師Iこと、井部俊子先生。先生は「恩師」と呼ばれることを嫌いますが、私にとってはいつまでも、「恩師」と「かわいい教え子」の関係だと思っています。これからも、私の目から鱗が落ちるような、雷のような衝撃を与え続けていただきたいと思います。心地よいシビレを感じ、衝撃を楽しみながら、自らをさらにバージョンアップさせていきたいと思います。

　審査により再任が認められ、4月からは2期目に突入しました。看護部長としての初心と周囲への感謝の気持ちを忘れずに、残り4年の任期を全うしたいと思います。

2023年5月

佐々木　菜名代

索引

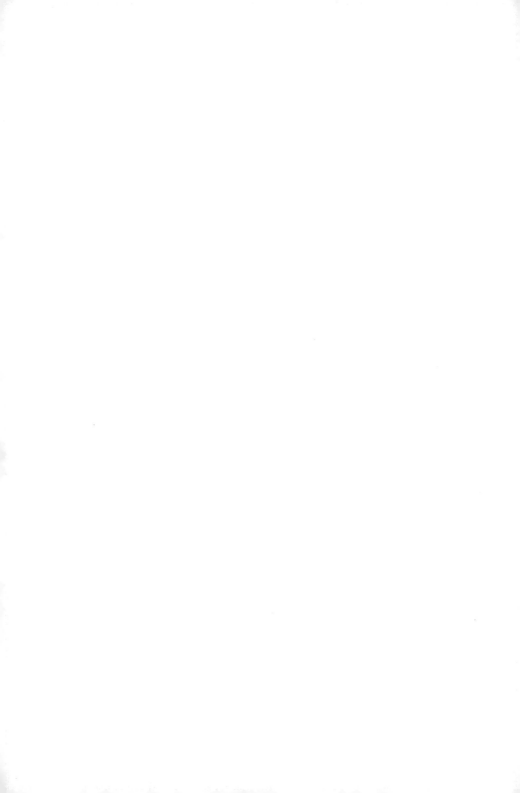

執筆者紹介

佐々木　菜名代（ささき　ななよ）

愛知県立看護短期大学卒業後、名古屋第一赤十字病院、安城更生病院勤務を経て、聖路加看護大学（現・聖路加国際大学）3年次編入学。卒業後、三宿病院勤務を経て、聖路加看護大学大学院修士課程修了。その後は厚生労働省医政局看護課、三宿病院、川崎市立多摩病院に勤務し、看護師長、教育担当副部長、医療安全管理室副室長（医療安全管理者）を歴任。2014年聖路加看護大学大学院博士課程修了（看護管理学専攻）。2019年4月より浜松医科大学医学部附属病院副病院長・看護部長、浜松医科大学臨床教授。

●日本看護協会出版会
メールインフォメーション会員募集
新刊、オンライン研修などの最新情報や、好評書籍の
プレゼント情報をいち早くメールでお届けします。

転機（てんき）　**新任看護部長の1年**（しんにんかんごぶちょうのいちねん）　

2023年 6月20日　第1版第1刷発行　　　　　　　　　　　〈検印省略〉

著　　者	佐々木 菜名代（ささき ななよ）	
発　　行	株式会社 日本看護協会出版会	
	〒150-0001 東京都渋谷区神宮前 5-8-2　日本看護協会ビル 4 階	
	〈注文・問合せ／書店窓口〉TEL/0436-23-3271　FAX/0436-23-3272	
	〈編集〉TEL/03-5319-7171	
	https://www.jnapc.co.jp	
装　　丁	米谷 豪	
印　　刷	壮光舎印刷株式会社